財団法人　海外邦人医療基金　編

日本人診療所と海外医療事情

―日本人医師だからできること―

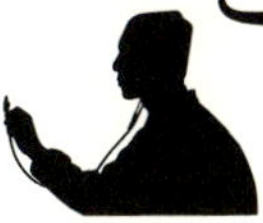

はる書房

はじめに

毎年の海外渡航者は一〇〇〇万人を越え、海外に長期（三ヶ月以上）滞在する在留邦人も八〇万人を越えると言います。

私ども財団法人海外邦人医療基金では、創立の一九八四年より、「海外勤務者により良い医療環境を提供する」ことを目標に、さまざまな医療支援を行ってまいりました。

それらには、海外巡回健康相談（旧労働福祉事業団：二〇〇四年から独立行政法人労働者健康福祉機構からの委託事業）、海外の医療事情の調査・研究、情報提供のための出版などもありますが、中でも当初より最も力を入れてきたのは、途上国で邦人が多く在住する都市における現地日本人会の診療所・医療相談室の立ち上げへの支援と日本人医師の派遣でした。

一九八五年にシンガポール日本人会診療所を開設したのをはじめに、マニラ、マナウス（一九八六年）、クウェート、ジャカルタ（一九九〇年）、ドバイ（一九九二年）、そして大連（一九九七年）に至るまで、日本人医師が駐留する施設（診療所・医療相談室）の開設に関わってきています。事情によりマナウス、クウェート、ドバイの三施設は閉鎖されましたが、その他の診療所では現在もなお日本人医師が常駐し活動しています。

これまでに派遣された医師は二五名。おおよその任期は二年から三年になります。

本書の前半に登場いただいた溝尾、須田、西平、渡辺各先生は、シンガポール、マニラ、ジャカルタ、大連の各診療所に派遣された方々です。これらの中で、シンガポールだけは日本の医師免許で診療ができますが、海外派遣医師は通常、医師免許の問題から治療は一切行うことができません。そのため、患者からの相談に対して助言するだけに留め、治療を必要とするときには、現地の医師や医療機関を勧めるとともに、そこにおいても邦人患者が安心できる医療が提供されるよう務めます。

このとき、ことばの問題（英語でのコミュニケーションも十分に行えるとは限らない）もさることながら、医師たちが最も頭を悩ますのは、医療についての考え方や医療をめぐる文化の違いであるようです。

それは、本書の後半にご寄稿いただいている木戸、坪井先生の、パリのアメリカン・ホスピタルやロンドン日本クラブ診療所にしても同様のようです。パリ、ロンドンは海外邦人医療基金との関係はありませんが、途上国であろうと、先進国であろうと事情は変わらないことがわかります。

しかし、派遣医師たちは「郷に入っては郷に従え」の教えのとおり、積極的に現地の医師と交わることで相手を知り、その文化を理解して、うまくその違いを受け容れている様子もうかがえます。また、そうすることで、それまで自分たちが行ってきた〝日本の医療〟について考え直す機会にもなっているようです。

本書を通じてもうひとつ言えるのは、医師と患者の〝理想〟の関係が見えるということです。海外では、万が一のとき頼りにできる同僚や先輩医師が傍にいない状況となり、ストレスフルではありましょうが、反面、一人ひとりの患者とじっくり向き合う時間を持つことで、患者からの厚い信頼が得られ、医師としての仕事に喜びを見出している様子はとても印象的です。

また、現地における日本人との身近な付き合いは、人間としての幅を広げる機会にもなっているように思えます。仕事以外の時間がとりやすく、周囲と関わる心のゆとりが持てる海外生活ならではのことでしょうが、そのときの体験が帰国後の仕事や進路の選択に、少なからざる影響を与えてもいるようです。

＊

最後になりましたが、執筆いただいた先生方にあらためて感謝致します。とりわけ、基金派遣の医師の立場ではなく執筆をお引き受けくだった木戸友幸先生、坪井良眞先生、さらには当財団の顧問でもあり、今回は産業医としてのご経験をお書きいただいた阪上皖庸先生にお礼申し上げます。

巻末の「解説」は、平成九年より巡回健康相談に参加いただいている南里清一郎先生に、これまでの「海外医療支援」の歴史的な歩みと今後を展望していただきました。ありがとうございました。

本書が海外医療に興味を持っている医療関係者や、これから海外勤務に向かわれる人たちにとって役立つものとなりましたら幸いです。

また、本書が海外在留邦人のために活躍する日本人医師にスポットライトをあてるとともに、その医療をさらに改善する一助となることを願ってやみません。

二〇〇四年八月

財団法人海外邦人医療基金会長　瀬谷博道
（旭硝子株式会社　相談役）

目次＊日本人診療所と海外医療事情

1章

シンガポールで知った家庭医の偉大さ

―医療は双方向のコミュニケーション―

溝尾 朗

1 海外で医師として働くことの意義

シンガポールの記憶

チャンギ空港から外へでたときのムッとした空気、それに不釣合いな整備された道路と並木、それが私のシンガポールの記憶の始まりである。学生時代から多くの国へ旅行に行っていたため、私なりに、東南アジアの雰囲気には一つの法則があると考えていたが、そこは少し違っていた。

大学病院の派遣医師として

私は千葉大学医学部呼吸器内科より海外邦人医療基金の派遣医師として、一九九八年、シンガポール日本人会診療所に赴任した。外国に関係医療施設がある医局は、日本中を探してもあまりなく、実際にシンガポールで知り合った日本人医師の多くが医局を離れ、民間病院に自ら応募してきた人たちであった。医局を離れるというのは、一般の人が会社を退職することと同じことで、開業前の数年を海外で優雅に過ごしてみたい人、シンガポールに何とか就職口を探して永住しようとしていた人、次の外国移住へのステップと考えていた人、シンガポールでの開業チャンスをうかがっていた人と、ささやかな希望から大きな野心をもった人まで、さまざまな人たちがいた。

それに比べて、私の立場は恵まれており、契約期間である数年間の海外生活や仕事を、どのようにも生かすことができたし、日本に帰れば、医局に戻れる身分であった。そもそも私は、医師（専門医、家庭医にかかわらず）には、専門だけでなく、医学全般への幅広い知識が必要であり、また、医療以外にもいろいろな経験をしたほうがよいと思っていた。シンガポール赴任までに、大病院での勤務医、地域に根ざした医師会病院での勤務、専属産業医と、いろいろな経験を積んできたが、プライマリケアを実践する場では医療をしたことがなく、そういう場所に憧れていた。

一九九五年、私の医局から初めて、先輩がシンガポールに赴任するのをみて「これしかない」と思い、ベッシュライバー（教授外来の書記や手伝い）の際、教授に宣言した。「中田先生（前任者）の後に、是非、シンガポールに行かせてください」と。その後、教授と会うたびに懇願し、三年後、ようやく念願がかなったのであった。シンガポール赴任が決まってからも、ビザの取得など、許可が出るまで半年近くかかり、もやもやしながら赴任の日を待ちわびていたのを覚えている。

シンガポールでの勤務は、私の三年にわたって思い続けていた、希望と未知の外国生活だけでなく、予期せぬいろいろなものを与えてくれた。また、先ほど述べたように、自由な立場にいられたため、いくつかのことにチャレンジすることができた。ここでは、それをすべて紹介することで、外国で医師として働くことの意義を考え、海外赴任を決断する材料を皆さんに提供してみたいと思う。

2 一年目はプライマリケアの初期研修期間

人種の坩堝、シンガポール

島の東端にある空港から、町の中心にある診療所まで、タクシーでおよそ三〇分である。道路はよく舗装され、車内は強烈な冷房のために寒いぐらいであり、道路の両側に林立する大きな木を見なければ「ここは熱帯である」ということを忘れてしまう。

タクシーは日本人会の玄関に横付けされ、建物の入口まで数メートルのところで降りるわけだが、ここで再び熱帯の暑さを思い出す。写真のように、建物がとてもきれいなことに、初めて来た人は皆驚くが、それもそのはずで、私が赴任する一ヶ月前に建て替えられたばかりである。一階は家族向けの場所で、子供用の遊び場や図書館、ファミリーレストランがある。診療所はこの

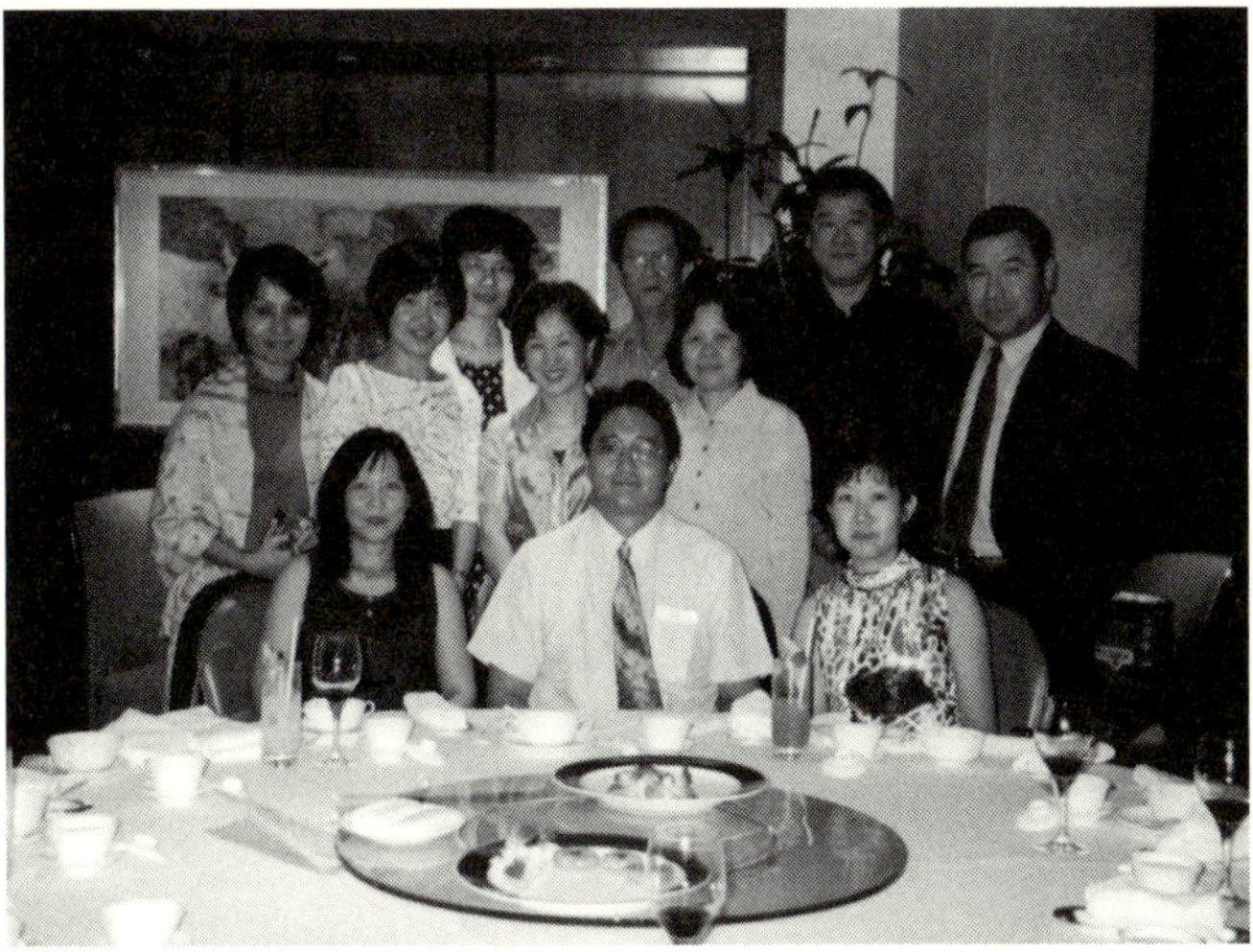

診療所スタッフ(前列中央、筆者)

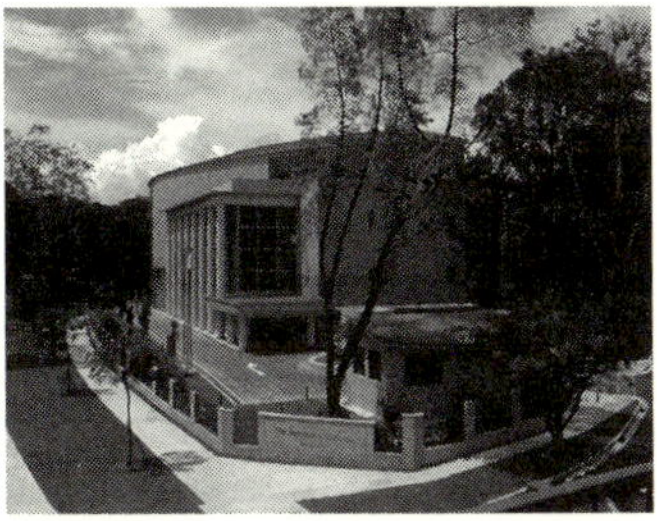

1998年2月に新築されたシンガポール日本人会

建物の二階にあり、図書館や事務局とスペースを分けあっている。三階はいくつかの部屋に分かれ、いろいろな教室や授業が日常的に開かれている。最上階の四階には、日本食レストラン、喫茶室、ラウンジがあり、他の階と異なり日が暮れるにつれ、盛り上がってくる場所である。

特筆すべきことは、シンガポールで禁止されているスロットマシーンがあることだ。もちろん合法的につくられているのだが、日本人会でありながら、ギャンブル好きなシンガポール人の客でにぎわっており、一説によると、日本人会の収入の一部を占めていたらしい。マージャンルームもあり、こちらは週末になると、いつも日本人で満杯であった。これほどの規模を備えた日本人会はどの国にもないらしく、我々、在星邦人の自慢の種であった。

赴任直後の勝負所

大きさでは淡路島といい勝負であるシンガポールは、狭いにもかかわらず、二三〇万人の中華系シンガポール人、四〇万人のマレー系シンガポール人、二五万人のインド系シンガポール人、そして一〇〇万人の外国人が暮らしており、人種の坩堝《るつぼ》という側面をもつ。英語、中国語、マレー語をあやつる人も稀ではなく、語学の天才と言われるゆえんである。一般の人は、英語といってもシングリッシュと揶揄《やゆ》されるぐらい、独特の方言をしゃべるので、正当な英語ができる人は来星当初、必ず戸惑うらしい。海外生活が初めての私には、まったく違和感はなかったが……。

どの国でも同じであろうが、シンガポールに着任して、まず始めたことは、医師資格の取得などの事務手続きであった。医師免許の許可が出るまでは診療はできないものと思って、シンガポール国内見学を計画していたが、その余裕はなかった。

理由は、ほとんどの薬を一から覚えること、日本と違う診療システムに慣れること、シンガポール人スタッフ（一人を除いて、すべてシンガポール人）との会話をこなすこと、患者の五〇％を小児科が占めるため、小児科医療の知識を増やすこと、デング熱をはじめとする熱帯病に精通すること、これらすべてを前任者との引継ぎ期間（約一〇日間）のあいだに済ませなければならなかったからである（異国では、わからないことがあっても、すぐに電話で聞くことができない）。

昼間は診療の勉強、夜はおいしいレストランの紹介（これも重要な引継ぎであり、着任早々日本から友人が来星したときに役立つ）と、つきっきりの指導をしてもらったおかげで、何とか形は整ったものの、前任者が日本へ帰国する日は情けないというか、不安ではちきれそうであった。

その不安は、空港から診療所に戻ってすぐに現実のものとなった。子供の肘内障《ちゅうないしょう》が、私の到着を待っていたのである。日本で整復《せいふく》したことがないどころか、肘内障自体を実際に見たこともない。引継ぎにもなかった。しかし、子供は痛くて泣いており、母親も不安そうである。まさか母親の前で「できません」とか「教科書を読んだり」したら、この狭い日本人社会の中で、あっという間に私の不評が飛び交うであろうことは想像できた。

そこで何気なく隣の診療室に入り、小児科の本をすばやく読み、戻って整復にとりかかった。

一度目は戻らず、子供の泣き声は加速した。母親のいやーな視線を感じながら、二度目の整復にとりかかる。今振り返ると、ここが私の当地の医師としての勝負所であったような気がする。少ししてコキッと骨が戻った音がした。すると、子供の泣き声がおさまり、母親にも安堵の表情が見えた。その際、私が何を言ったか、まったく覚えていないのだが（おそらく手を引っ張った母親に注意したのだと思うが）、子供と母親が診療所から出て行った後、背中が汗でびっしょりであったのは覚えている。

みずぼうそうと手足口病の区別がつかず、あとで自宅に電話してみたら「すぐに小児科医に診てもらいました」と、患者に私の間違いを指摘されたこともあった。

このように、ドキッとして隣室でカンニングをしたり、冷や汗をかいたりする日々が続いた。そのため、診察時に気になった患者は、自宅の電話番号をメモしておいて、診療終了後、電話で必ず状態の確認をしていた。赴任して一年ぐらいたった頃だろうか、患者（母親）に「私はこのことはよく知らないので、本を調べるか、友人の小児科医に相談してからご返事させていただきます」と自然に答えていた自分に気づいた。

普通の人からみたら、当たり前の言葉に聞こえると思うが、医師にとっては（少なくとも自分には）「患者さんから嫌われるのではないか」「自分の実力が足りないことがわかってしまう」と考えてしまうと、なかなか言えない言葉である。

わからないものはわからないという開き直りもあるが、多少の自信が芽生え、謙虚に診療できるようになった、ということの表れだと思う。しばらくして、日本に帰国する患者から「子供の母子手帳に、私の写真を主治医として貼っておきたい」と言われたときには、感極まると同時に、ここまでくればプライマリケアの初期研修も終わりに近づいたことを実感し、新しいことにチャレンジすることになった。

シンガポール日本人会診療所

ここで、シンガポール日本人会診療所について紹介したい。一九八五年五月、海外邦人医療基金（JOMF: Japan Overseas Medical Fund）により設立され、シンガポール日本人会が運営してきた診療所である。シンガポールには邦人向けの医療機関が複数あるが、私の赴任した診療所は唯一、日本人会という公的機関により運営されているため、学校保健や予防接種も行っている。

日本人医師は、代々千葉大学医学部から派遣されている。私は三代目であり、二〇〇四年現在、五代目が赴任している。日本で交わす契約は二年間であり、シンガポールで一年ごとの契約更新が可能である。二代目と三代目（私）は三年で日本に帰国し、それぞれ産業医、勤務医として働いているが、一代目は一〇年間滞在し、四代目は三年目にシンガポールで開業と、人生さまざまである。

私の経験から申し上げると、三年間のシンガポールでのプライマリケア医から、東京の大病院の勤務医に復帰したわけだが、復帰当初、勤務医としての技量を回復し、生活リズムを戻すのに、半年のリハビリが必要であったと思う。もし、皆さんが海外の診療所で働いた後、日本の大病院の勤務医として復帰するつもりならば、海外滞在期間は三年間が限度ではないか。一つの意見として聞いていただければ幸いである。

診療所の仕事は、小児科をはじめとする患者の診療だけではなく、健康診断、シンガポールから海外への渡航の医療相談、ほかのアジア諸国からの医療相談、そして家庭医としての相談が持ち込まれる。いくつか思い出してみると、アフリカやパプアニューギニアに出張するときの持参薬（マラリア予防薬など）、ネパールへ旅行する際の高山病予防、タイに出張したが下痢がおさまらないのでどうしたらよいか、タイの事務所で結核患者が発生したがどう対処したらよいか、日本に帰国したあとも高熱がおさまらない（後でデング熱と診断された）、日本にいる祖母が肝臓がんで末期の状態であるが、どの段階で日本に向かったらよいか、など、一筋縄ではいかない相談が多く、家庭医の偉大さに気づかされた。実は、このときの経験が帰国後の活動に役立ち、日本旅行医学会創立に携わるきっかけにもなった。これについてはのちに述べる。

苦労した心療内科・精神科疾患

先ほど小児科でのどたばたを書いたが、診療でもう一つ苦労したのは、心療内科・精神科疾患である。

一般に海外では、日本人駐在員は少なく、多くの職員を現地で雇わなければならないため、孤立しやすく、言葉や風習の違いとあいまって、うつ病になりやすいと言われる。しかし、私の経験では、駐在員は日本と同じように仕事にやりがいを見出しており、さらに日本より休暇がとりやすく、うるさい（？）上司もいないため、海外生活を謳歌している人が多かったように思う。

それよりも「駐在員の妻」たちの心の健康こそ危機にあり、代々の日本人医師が苦労してきたことであった。ここに、海外在留邦人メンタルヘルス調査報告（JOHAC）という資料がある。男性に比べ、女性は、海外で神経症・抑うつになりやすいという結果が出ている。原因は、「夫の仕事のため」という受動的な滞在であることや「ストレスのかかる海外での育児や家事」を、日本と同じように妻任せにして夫が手伝わないこと、海外の婦人会などでは妻同士の関係が近すぎたり、逆に孤立してしまったりすることが多いこととある。私が診た駐在員の妻である患者は、すべてどれかに当てはまっていた。

日本に帰国すれば良くなるのであるが、子供の教育などで帰国できない人が多く、薬を使いながら環境に適応するのを待つことが多い。そのため、どうしても受診回数が多くなり、また、こういう疾患に慣れていない私がこういう患者を診ると、一回の診察（話を聞く）時間が長くなる。来星当初はこうした患者は少なく、問題なかったが、三年目ともなると、日常の診療に差し障ることもあった。また、患者も専門知識の乏しい私の診療に満足はしていなかったと思う。

そういう問題を解決すべく、日本語を話すことができる専門医を探していたら、灯台下暗しとはよく言ったもので、すぐ近くにいたのを発見した。私と同じ年にシンガポールにやってきて、共にがんばってきた歯科医師の夫人が、心療内科を専門とする医師であった。話はとんとん拍子に進み、私が勤務している間は間に合わなかったが、二〇〇一年四月からシンガポール日本人会診療所において、心療内科の診療が始まった。大げさでなく、初代日本人医師からの強い希望と、長年のシンガポール日本人社会の夢がかなったのであった。

東南アジア初の日本語放送の医療番組を担当

赴任して一年以上経ち、診療にも少し余裕ができてきた頃、ハローシンガポールという雑誌社から、「東南アジアで初めての日本語放送（FM96.3）を始めるので、平日毎朝五分前後の医療番組を担当してほしい」という依頼があった。ちょうど何かにチャレンジしたい気持ちが涌いていたときだったので、二つ返事で了承した。月曜日から木曜日はいろいろな分野の医療の紹介、金曜日は聴取者からの質問に答える、という構成にした。

始める前は、テーマを決めてまとめ書きをすれば、簡単にできるだろうと高をくくっていたが、いざ始まると、内科以外の分野の質問に答える難しさ、感染症流行のため予定変更が必要になったときなど、一つの番組を継続する困難を痛感した。日本にいる友人の専門医に聞きながら、何とか二年間やり遂げたが、得られたものは大きく、聴取者からいただいた質問集は、いまでも私の宝である。その宝の中から、ここにいくつか紹介する。すぐに答えられるようなら、超一流のプライマリケア医であるにちがいない。

「シンガポールに来てから、フットマッサージなどのマッサージが、料金的なことを含めて、とても身近なので、ちょくちょく利用しています。最近はちょっと疲れると、すぐにマッサージを頼りにしてしまいます。先生は、マッサージの効果や適当な頻度について、どのようにお考えでしょうか？」

「シンガポールに来てから、酒が弱くなったような気がします。周りにもそんなことを言っている人がいるのですが、気候などの違いで、何かあるのでしょうか。医学的な理由はありますか？」

「ずーっと暑い国にいると、髪の毛って薄くなりやすいのですか？　子供も髪の毛がよく抜けると心配しています」

「ぼくはみんなよりあせかきなんです。なんでですか？　ポケモンより」

「私のひどい歯軋りに、連れ合いが悩まされているようなのです。若いうちは『うるさいわねえ』『ごめんなあ』で、言い合いをたまにする程度で良かったのですが、歳をとってきても治らないため、本当に心配になっているようなのです。ちなみに一度歯科医にマウスピースを作ってもらいましたが、砕いてしまいました」

読者の皆さんどうですか？

ニパウイルスと手足口病の流行

私のシンガポール滞在中に、『ストレーツ・タイムズ』という新聞の一面を、連日占めていた医療の話題が二つあった。一つは、ニパウイルスというまったく新種の感染症の流行であり、隣国のマレーシアと合わせて一〇〇人以上の死者が出たほどの大事件であった。

というのは、当地では地震は震度一が一〇年に一回であり、台風も通過しないので、天災によって大勢の死者が出ることはまずない。また、経験した人でないとわからないほどの強い雷が二、三日に一回あらわれ、頻繁に落ちるが、ゴルフ場で打たれたり、道路わきの樹木が倒れて下敷きになったりして、犠牲になる者は、多くて数人である。

ニパウイルスは豚の体液を介して感染するため、流行当初は日本脳炎と間違われ、シンガポールで日本脳炎の予防接種が枯渇した。日本脳炎ではなさそうだということが伝わると、今度は豚肉を食べると感染する、新種の感染症であるという噂が広まり、豚が市場から消え去った。

政府も流行を阻止するため、豚の販売を一切禁止し、そのあおりで鶏肉の値段が高騰した。私の大好きな（それまで週に二回は食べていた）チキンライスの店の前に行列ができ、簡単には食べられなくなったときは、ニパウイルスを憎んだものである。結局、両国で一〇〇万頭近くの豚が処分され、流行は終結した。

二〇〇〇年九月には、手足口病で数人のシンガポール人の子供が亡くなる事件が起きた。手足

Outbreak of child virus is growing

Another 24 cases of hand, foot and mouth disease have been reported by two more childcare centres

By SALMA KHALIK
HEALTH CORRESPONDENT

TWO childcare centres yesterday reported a total of 24 cases of hand, foot and mouth disease.

The reports come in the wake of the death of two-year-old Lam Rui Qi, who may have contracted the disease at Cutie Kidz Playhouse, a childcare centre in Sengkang.

Eight other children from Cutie Kidz, and five of their siblings and cousins, have also been diagnosed with the disease.

The two centres to report outbreaks to the Ministry of Community Development and Sports — which oversees childcare centres — were TumbelinaEducation Centre in Sengkang, with 19 cases, and Sweetlands Childcare and Development Centre in Woodlands, with five cases.

Notification is not yet compulsory, but will be from an average of 58 cases reported a week — more than twice the number of cases reported last year.

Health authorities feel the increase could be due to greater awareness rather than more cases.

Mr Wang said the Ministry of Community Development and Sports held a seminar earlier this year for people working in childcare centres, which highlighted contagious diseases.

Cutie Kidz would remain closed for at least 10 days, for cleaning, sterilisation and to allow for the virus' three to five day incubation period.

It was a standard procedure in cases of a suspected viral death.

But the other two childcare centres which have reported the disease would remain open because their cases appeared to be mild.

Hand, foot and mouth disease — in rare cases — can lead to damage of the brain or heart, and death.

There has never been a reported death, or a case of serious infection resulting from the disease in Singapore.

But in 1997, Malaysia experienced an outbreak which resulted in 50 deaths. And in 1998, an outbreak in Taiwan killed 78.

In both countries, the deaths were largely among young children.

Dr Chew Suok Kai, director of Epidemiology and Diseases Control at the MOH, said the postmortem of toddler Rui Qi showed a high level of virus in the body.

Because he had a fever and rashes on his limbs, his death was likely to be related to hand, foot and mouth disease. But he said it would take about two weeks to identify the virus in him.

Meanwhile, all hospitals and polyclinics have been alerted to be more vigilant in identifying and treating the disease.

[*More reports, page* **36**]

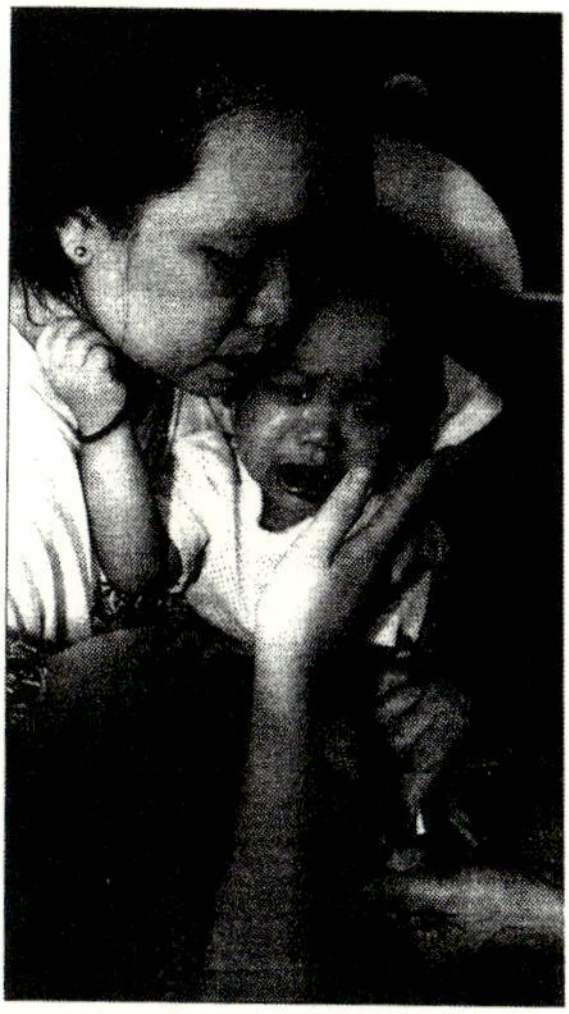

A growing number of hand, foot and mouth cases has prompt
such as Madam Foong Kok Ching, to have their children's

ALL QUIET, NO PLAY

A sombre cloud hung over the Cutie Kidz Playhouse yesterday after the Environment Ministry closed the place down, following an outbreak of hand, foot and mouth disease there. Some kids who turned up were fully examined for the disease, while their parents were given advice about the disease.

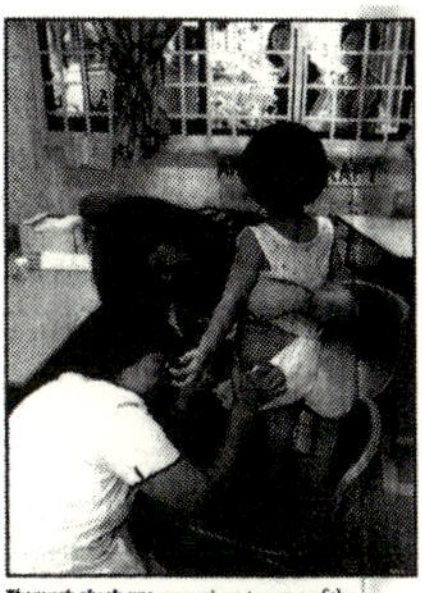

Thorough check-ups were given to some of the children at Cutie Kidz Playhouse (below) by nurses from ENV, following an outbreak of hand, foot and mouth disease there. The centre has been closed for at least 10 days by ENV.

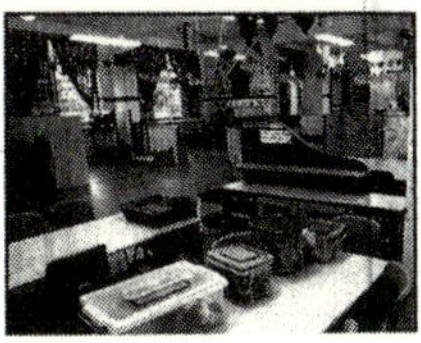

手足口病の流行を伝える記事(上段)と閉鎖された子供の遊び場(下段)

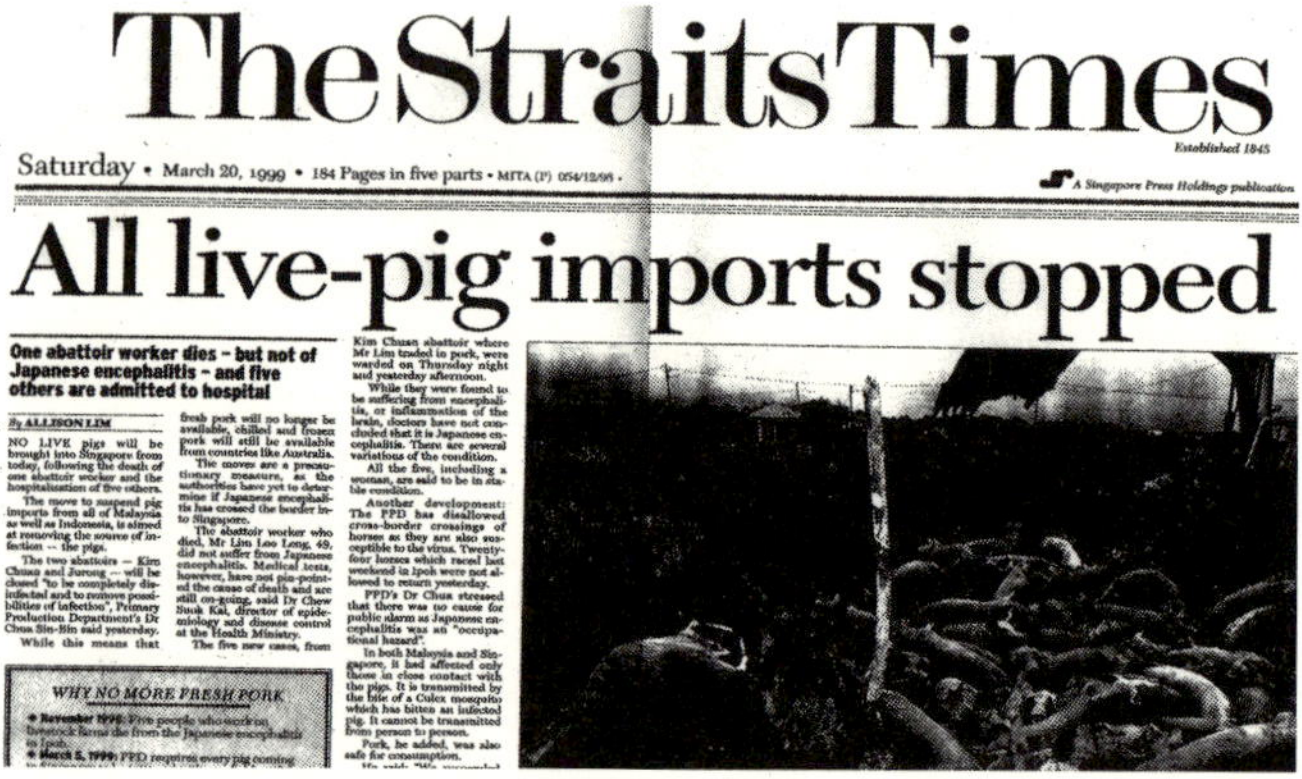

The Straits Times

Saturday • March 20, 1999 • 184 Pages in five parts • MITA (P) 054/12/98 •

Established 1845

A Singapore Press Holdings publication

All live-pig imports stopped

One abattoir worker dies – but not of Japanese encephalitis – and five others are admitted to hospital

By ALLISON LIM

NO LIVE pigs will be brought into Singapore from today, following the death of one abattoir worker and the hospitalisation of five others.

The move to suspend pig imports from all of Malaysia as well as Indonesia, is aimed at removing the source of infection — the pigs.

The two abattoirs — Kim Chuan and Jurong — will be closed "to be completely disinfected and to remove possibilities of infection", Primary Production Department's Dr Chua Sin-Bin said yesterday.

While this means that fresh pork will no longer be available, chilled and frozen pork will still be available from countries like Australia.

The moves are a precautionary measure, as the authorities have yet to determine if Japanese encephalitis has crossed the border into Singapore.

The abattoir worker who died, Mr Lim Loo Leng, 49, did not suffer from Japanese encephalitis. Medical tests, however, have not pin-pointed the cause of death and are still on-going, said Dr Chew Suok Kai, director of epidemiology and disease control at the Health Ministry.

The five new cases, from Kim Chuan abattoir where Mr Lim traded in pork, were warded on Thursday night and yesterday afternoon.

While they were found to be suffering from encephalitis, or inflammation of the brain, doctors have not concluded that it is Japanese encephalitis. There are several variations of the condition.

All the five, including a woman, are said to be in stable condition.

Another development: The PPD has disallowed cross-border crossings of horses as they are also susceptible to the virus. Twenty-four horses which raced last weekend in Ipoh were not allowed to return yesterday.

PPD's Dr Chua stressed that there was no cause for public alarm as Japanese encephalitis was an "occupational hazard".

In both Malaysia and Singapore, it had affected only those in close contact with the pigs. It is transmitted by the bite of a Culex mosquito which has bitten an infected pig. It cannot be transmitted from person to person.

Pork, he added, was also safe for consumption.

WHY NO MORE FRESH PORK

ニパウイルスの流行により殺された豚

口病とは、文字どおり手・足・口に水泡ができる病気であるが、高い熱は出ず、一般に軽症疾患と見なされてきた。そのため、私は多くの母親と同様、このニュースを聞いたとき、半信半疑であったが、調べてみると一九九七年のマレーシア、一九九八年の台湾において、脳炎や心筋炎《しんきんえん》の合併症によって、数十人の子供が亡くなっていたのである。また、一九九七年、大阪で三人の子供が死亡したという事実も知った。

世界中どこでも、資源の乏しい小さな国では、人こそ資源であり、子供の教育には熱心である。当然、子供を死に至らしめる病気にはとても敏感に反応する。観光も重要な産業であるシンガポール政府の措置は、今回も果断であった。すべての幼稚園、託児所、公園、プールが閉鎖され、以降は死者が出なかったのである。

これらの事件を通して、島国である日本は、感染症に対する危機管理は大丈夫であろうかということが心配になった。SARS《サーズ》が流行した二〇〇三年、幸い日本に患者は発生しなかったが、もし上陸していたら……。SARSは院内感染により拡大した特徴を持つが、日本旅行医学会でのアンケート調査では、二〇％の医師が空気感染と飛沫感染の区別がついていない……。不安は募る。

ところで当然のことながら、どちらの流行時も、私が担当するラジオ番組に質問が殺到した。しかし、CDC（アメリカ疾病管理・予防センター）でも発表がないときに、病気のことを語れるはずもなく、「決してパニックにならないように」「手洗いをはじめとする標準感染予防策を忘れないこと」を繰り返し伝えた。今、振り返っても、正しい情報がないときは、同じことをするしかないと思う。それにしても、海外在留邦人にとって日本語放送というのは、緊急時において、とても貴重な情報源であることを実感した。

3　シンガポールの医療改革

一般医と専門医

シンガポールの医師はGP（一般医）とSpecialist《スペシャリスト》（専門医）に大別され、病気になったときはまずGPにかかり、必要な場合にSpecialistに紹介されるのが一般的である。もちろん、はじめからSpecialistにかかることも可能だが、日本と違い、自由診療のもとでは、Specialistの診察料は高くつくため、多くの人は最初にGPの診察を受ける。

日本で大病院指向が強いのは、開業医と病院専門医の診察料に大きな差がないことも一因ではないかと思う。シンガポールの研修制度では、卒業後、全科にわたる一般研修があるため、GPは内科だけでなく小児科、耳鼻科、眼科、整形外科など、いろいろな科のプライマリケアにも対応できる。これは患者の側から見ると、とても便利なことである。

日本のように勤務医、開業医にかかわらず、専門医ばかりでは、病気になったとき、どこの科に受診したらよいのか迷ってしまう。そして、迷って受診したものの、その医師の専門でなければ、他科にたらいまわしにされてしまう、ということが少なからず起きる。どちらの制度がよいかは誰の目にも明らかで、二〇〇四年から日本でも研修制度が変わって、プライマリケアのできる専門医や家庭医の養成を目指すので、今後期待するところである。

次に、専門医を受診した後のこと（病院での医療）について考えてみる。日本では病院が勤務医、看護師、技師、事務職員を雇っていて、業務は診療科単位で機能し、外来診療、検査処置、入院診療などで分担される。また各科の連携がよく、相互協力、相互監視の機構を持つ。

しかし、シンガポールの病院（日本人がよく使う私立病院）では、病院と医師が契約し、病院の中に各医師が個人の診療所を構える。つまり、病院の中で開業していると考えればよい。外来と入院で主治医が変わることはなく、原則的に最後まで同じ医師が診療する。

この制度の利点は、患者が専門医を選べることであるが、逆に診療科ごとの組織的協力体制がなく、患者が不満を持っても、主治医を変えづらいことが欠点である。各専門医の情報はある程度公開されているが、患者が専門医を選ぶのは難しく、必然的にいろいろな情報を持っているGPに紹介してもらうことが多くなる。

シンガポールはアジアの国際ハブ空港として機能しているが、最近医療面でもアジアのハブを目指す動きがある。その中で、シンガポールの病院での専門医医療が、アジアの中で必ずしも最善ではないとの反省があり、数年前、日本と似たシステムを導入した私立病院が完成し、診療をしている。シンガポールがどちらの制度をとるのか、それとも両制度が共存していくのか、注目される。

シンガポールには三種類の救急車がある

日本ほど、救急車を呼ぶのに恵まれた国はない。119番に電話すれば、無料で必ずかかりつけの病院に連れて行ってくれるが、外国ではイギリスを除いてほとんど有料である。シンガポールでは、公用の救急車（定められた地区の政府系病院に行く）、民間の救急車、私立病院の救急車の三種類を使い分けなければならない。

シンガポールに暮らして二〇年にもなる私の友人が、脳卒中で倒れたとき、近くにいた人が公用の救急車に電話したため、本人の意思にかかわりなく、政府系の病院に運ばれた。シンガポールでは私立病院のほうが医療レベルが高いとみなされており、家族は私立病院での医療を望んでいた。その国の制度を知っておかないと、望んだ医療を受けられないこともあるのである。

シンガポールの医療制度、メディセーブ

ここは、日本の医療制度を考えるうえで重要なところである。日本ではほとんどの医師が保険診療をしているが、シンガポールでは〝自由診療制〟である。

説明するまでもないことであるが、保険診療とは、ある医療行為に対し、一律に料金が決まっており、日本中どこへ行っても医療費は同じである。自由診療とは、政府がある幅を決めてはいるが、医師が料金を決められるシステムであるから、医師によって、時には患者が外国人とシンガポール人で、料金が違うこともある。医療もサービス業の一つであり、質のよい医療を受けるためには、それなりの代価を払うのは当然というわけである。

私立の病院では各個室にバス、トイレ、電話、テレビが常備され、食事も中華、西洋料理の中から選べるようになっているし、ブルネイ国の王族が一年間借り切っていたフロアもあった。

これは、シンガポールに長いこと住んでいる、ある人から聞いたことであるが、シンガポール

が建国されて間もないころ、この国の医療制度をどうするのかといった議論があった。当時（一九六〇年代）の日本の医療制度は、とてもうまく機能していたので、日本から担当者を呼び、制度を説明してもらった。しかし、その説明を聞いた政治家や官僚は、この制度はシンガポールには適さないと判断して、独自の制度を作り上げた。

その制度が〝メディセーブ〟と呼ばれるものである。メディセーブはCPFという中央預金の一部分であり、積み立てたものを自分や家族の医療費として使うことができる。そして、もし使わなければ、そのまま年金として積み立てられる。これだけでは医療費が不足するので、政府のメディシールドや民間の任意保険に加入することが多い。つまり、自己管理をしっかりして、健康でいられる人は、医療にはお金を払わずに、その分を年金や住宅などに回せるし、お金をたくさん持っている人は、いくらでも質の良い医療を受けられるという、自己責任を前提にした制度である。

それでは、お金のない人や病気がちな人はどうなってしまうのか、という疑問が出てくるが、セーフティーネットとして、ポリクリニックという診療所が、政府により運営されている。私立の専門病院に比べればサービスはかなり低下し、経験の浅い医師が診療することが多いが、ここでは風邪程度なら診察、検査、投薬すべてを含めて、七〇〇円前後ですんでしまう。

シンガポール人は豊富な医学知識を有している

一方、患者の医療に対する考え方も、かなり異なる。日本ではいまだに医療は医師まかせであり（いわゆるパターナリズム）、自分のことであるにもかかわらず、医療を勉強していない人が多い。熱が出るとすぐに病院へ行く人、風邪をひいたら必ず病院へ行く人、風邪には抗生物質が効くと思って、処方を希望する人（抗生物質を安易に出す医師も悪いが）、いずれも勉強不足が原因の行動である。

私がシンガポールに来て間もなく、こんなことがあった。シンガポール人の夫を持つ日本人主婦が、ある日、自分の一歳の子供を日本人会診療所に連れてきた。子供は三八度前後の発熱が三日間続いていたが、発熱、鼻水以外にこれといった症状はなかった。夫から「医師に耳の中を診てもらって、中耳炎でなければ、抗生剤はもらわずに解熱剤（アセトアミノフェン）の座薬だけをもらうように」と指示されたという。私も適切な判断であると感心し、その指示に従い、子供は翌日解熱した。

一歳の子供で上気道炎症状に発熱がある場合、多くはウイルス感染症であり、抗生物質は効果なく、中耳炎などの合併にさえ注意すれば、自然経過で治ることを知っていたのである。さらに中途半端な抗生物質投与は、滲出《しんしゅつ》性中耳炎の誘因になるとも言われている。

シンガポールでは、医療制度だけでなく、診療内容の一部さえも自己責任において決定しているのである。当然、医師の説明も丁寧で時間をかけたものになる。どちらの考え方が良いかは自明で、耐性菌の抑制、無駄な医療費の削減という点からも明らかである。

どちらの医療（保険）制度が良いのかは、これから歴史が判断することであるが、現在、日本の医療制度は高齢化社会に適応できずに、改革が必要であると言われていて、四〇年前とは逆に、改革のために日本がシンガポールの制度を学ぼうとしているのは面白い。

日本では混合診療の是非が議論されているが、患者の意識と医療の質の向上を求めるならば、必要なものかもしれない。日本が今後どのような医療体制を作っていくのか、国民全体で考える時代に来ていると思う。

4　想い出のシンガポールライフ

診療所の一日

東南アジアを始めとする発展途上国に赴任すると、日本では考えられないほどの豪華な生活を送ることができる。プール、ジャグジー、テニスコート、スカッシュコート、ジムを備えるコンドミニアム（マンション）に住み、アマさんと呼ばれるお手伝いさんを雇い、支店長クラスになると運転手もつく。シンガポールは発展途上国ではないが、ほとんどの企業がこのような生活を保障している。東南アジアと日本の経済が停滞してきた近年、日本人を現地で採用する企業もあり、その場合には日本と同じ生活レベルとなる。

それでは私の日常生活を紹介してみよう。朝八時三〇分から診療を開始し、およそ三〇人の患者を診察し、遅くとも一二時半には午前中の診療を終える。昼休みは二時までで、日本人会の中の日本食レストランで食事をとるか、技師や看護師を連れて、ホーカーセンター（屋台）でシンガポール料理を食べる。

代表的なシンガポール料理は、サテー（マレー風串焼き）、ミーゴレン（マレー風焼きそば）、ナシゴレン（マレー風チャーハン）、チキンライス、バクテー（豚の骨付き漢方薬入り角煮）、クレイポット（土鍋炒め物）などで、それぞれの店で味が異なり、毎日食べ歩いても飽きない。

シンガポール人の多くは共働きであり、朝から外食することも珍しくない。そのため、ホーカーセンターをはじめ、レストランは数限りなく、味にもうるさい。「うまい」という噂が広がると、あっという間に行列ができ、その店のオーナーは億万長者となる。

午後の診療は午前中に比べて楽であり、うつ病の患者など、時間のかかる患者が予約の上で来院する。午後五時半頃、診療が終了し、診療所は閉鎖されるが、紹介した患者が入院した場合は、その病院に見舞いに行き、いなければラジオの原稿を書き始める。内容によって、仕上げるのに必要な時間は違うが、一、二時間といったところか。日本からの訪問客がいなければ、七時か八時ころに帰宅し、夕食後、子供と遊ぶ、というのが私の平日の日課であった。

休日は、午前中はゴルフに出かけ、午後からは家族サービスというのが一般的な過ごし方であった。

シンガポールでのレクレーション

シンガポールは国土が狭く、季節も雨季と乾季しかないため、退屈であると感じている在留邦人は少なくない。高い山がないため、景観にも飽きやすく、雪に関係したウインタースポーツもほとんどない。レクレーションの中では、ゴルフの環境が日本に比べてかなり恵まれているため、プレイする人も多い。また、ゴルフ場が商談の場、社交場にもなっており、欠かせない場所である。

シンガポールだけでなく、マレーシアのジョホールバル(サッカー全日本が初めてワールドカップへの切符を手にした場所)、インドネシアのビンタン島やバタム島にも一時間で行くことができるため、いろいろなコースを楽しめる。午前中はインドネシアのバタム島、午後はシンガポール、夜（ナイター）はマレーシアと、三ヶ国で三ラウンドすることも、理論的には可能であろう(三ヶ国で三ラウンドする人は時々いる)。私もゴルフにはまった口であり、日本でスコアカードを見返してみたら、三年間で計一五〇ラウンドしており、スコアも四〇前後縮めていた。

そして、ゴルフとならぶ邦人の楽しみは、海外旅行である。実際、アジアのハブ空港であるため、どこへ行くのも便利で、休暇にはほとんどの人が海外に出かけていた。私もシンガポール駐在の特権と考え、よく外国へ出かけた。国名をあげると、オーストラリア、インドネシア（バリ島、ビンタン島）、カンボジア、タイ、マレーシアなどであり、どこも楽しい想い出でいっぱいである。

初めてのバイオリン

趣味といえば、小学生のときからずーっと、音楽は通信簿で毎回五段階の二と評価されコンプレックスを抱えていた私は、以前より音楽に関係したものを学んでみたいと思っていた。その機会は駐在三年目にやってきた。患者の一人が日本人会でバイオリンを教えており、診察中にその話題になって、生徒の一人に加えてもらうことになったのである。

翌週、不安を感じながら教室に入ると、同年代から若干私より年上の男性が七人いて、すでに妙な音を出して、練習していた。私以外も全員初心者であることがわかり、安心したのもつかの間、すぐに中国製のバイオリンを買わされ（何と二万円）、その日から弾きはじめたのだが、「一ヶ月後には全員で発表会をやるから、そのつもりで練習してください」と言われたのにはびっくりした。それからは、バイオリンを片手に出勤し、診療が終わると練習する毎日であった。友人宅に集まり、酒を飲みながら練習したことも功を奏したのか、前日には何とか全員間違えずに演奏できるようになった。

当日の題目はサイモン&ガーファンクルのスカボロ（我々はズタボロと呼んでいた）フェアーであった。結婚式以外で初めてタキシードを着て、七人で弾き切ったときは感動した。その晩、ビデオの録画・録音を見聞きしながら飲んだ酒の味は忘れられない。日本でも続けて同じ感動をもう一度味わいたいと思っていたが、いまやバイオリンは子供のおもちゃとなり、弦は一本切れたままである。しかし、バイオリンは壊れても、友人との交流は続いている。

同じ経験を共有した日本の友人は貴重な財産

外国へ赴任する多くの人と同様、赴任前はできるだけ多くのシンガポール人の友人を作りたいと願っていた。実際にたくさんのシンガポールの方とお付き合いし、私立病院に勤務しているある専門医のプールつき自宅のホームパーティーに呼ばれたり、子供たちの自宅でのバイオリン発表会に招かれたり、貴重な経験もさせていただいた。

しかし、振り返ってみると、ほとんどが仕事に関連したものであって、今でもやりとりを続けている人はほとんどいない。私にとって、言葉や習慣の違いは、三年間では乗り越えられなかったというのが、正直なところである。

しかし、それに見合うぐらいの異業種の日本人と知り合うことができ、日本では経験できない交流があったという点では満足している。「外国に行ってまで、日本人と付き合って、何していたんだ」という批判もあるかもしれないが、日本に帰国して、同じ業種の人とばかり付き合う毎日を過ごしていると、「同じ経験を共有した友人を増やすことができた」ということ、それだけで十分大きな財産であると、最近感じている。

5 海外旅行医学の必要性を実感

日本旅行医学会の発足にかかわる

旅行医学のことを知っている人は、いったいどれくらいいるだろうか。旅行医学とは、旅行における病気とけがの予防や対策、旅行による心や体の健康の増進、ハンディキャップを持つ人も旅行を楽しむことができるシステムづくり、などといった、旅行者の健康と安全を扱う学問である。

欧米では大学の一つの講座にもなっているくらい普及しているが、日本ではまだ知名度が低く、旅行医学を実践する〝トラベルクリニック〟は、最近までほとんど存在しなかった。そのような状況で、高齢者の旅行の増加により（旅行者の三分の一が五〇歳以上）、毎年二〇〇人近くの人が、海外で脳卒中や心筋梗塞《しんきんこうそく》そして交通事故で死亡している現状があり、その社会的要請にこたえるため、二〇〇二年三月、日本旅行医学会が発足した。

私もシンガポールでの経験から、旅行医学が日本にも必要であると感じており、発起人から理事の一人となった。このように、日本旅行医学会は発足して間もないため、いまだ医師、看護師、旅行業関係者への啓蒙活動を中心に活動しているが、現実には「留学や労働ビザを取得するための英文診断書が欲しい」「持病を持っているが、海外旅行に行くことができるか」「赴任先の医療事情を知りたい」「高山病やマラリアの予防薬を処方できるか」などに対応できる機関の整備が早急に求められていたため、学会として二〇〇三年から認定医制度を開始し、トラベルクリニックを全国に普及させた。

私もその要請にこたえ、二〇〇二年十月から、旅行医学外来を始めた。旅行医学外来を開設して、およそ一年半が経過したが、多くの相談は留学や赴任のための診断書作成であり、持病を持つ人が旅行に行く前に医師に相談する例は少ない。

旅行医学が広く知られていないのが一因であろうが、旅行に行くような元気な人は、わざわざ病院や診療所に行かず、添乗員などに相談していると推測される。添乗員は旅行医学の教育を受けたことがないので、困惑しながら答えているのであろう。最近、旅行医学会への参加者に、添乗員など、旅行業関係の人が多くなってきたことは喜ばしいことである。

持病や障害のために旅行を断念している日本人は少なくないが、病気に対する正しい知識と準備、自己管理の方法を身につければ、旅行を楽しむことができる。それを提供するのも旅行医学の一つの役割であり、今後はそのような相談が増えるよう、旅行者への旅行医学の普及に努めていきたい。

シンガポールでの経験が、人間や医療への信頼を育てた

ここまで書いてきて、今の自分にシンガポールでの体験はどのように関わり、何が最も影響を与えているのか考えてみた。

旅行医学、プライマリケア、医療制度、感染対策、どの分野も当然関係ある。しかし、得られた最も大きな収穫は自信であり、人間や医療への信頼である。未知の国で患者を診療し、ラジオ番組で難問に悪戦苦闘しながら答えてきたが、実は私のほうこそ、患者から学んでいたのであり、医療は双方向のコミュニケーションであることに気づかされた。大げさかもしれないが、現在も将来も医療を続けていく自信の源となった。私にとって、海外での医療を実践した意義はこれだけで十分である。

最後に、シンガポール駐在の機会を与えてくださった千葉大学呼吸器内科栗山喬之教授、海外邦人医療基金の方々に心から感謝申し上げたい。

2章

マニラ日本人会診療所と胃健診

須田秀利

1 新生児医としての限界

走馬灯の記憶

フィリピン（以下、比国）から帰国して二年半を経過しても、依然として走馬灯の如く、比国でのエピソードが脳裏を巡る。日本の不況の深刻さをマスメディアがいかに声高に叫ぼうとも、開発途上国の比国に三年滞在した私の目からみれば、世界第二位の経済大国の豊かさは半端ではない。

それは、日本の医療、すなわち国民皆保険での充実した福祉制度にも同様のことが言える。最近様々な医療事故が新聞紙上を賑わせようとも、比国などの開発途上国から見れば、国民が等しく均一の先進高度医療を受けられるという事実は、羨望の対象である。例えば、日本で腎不全となれば、誰でも透析導入に進めるし、肝不全となれば、血漿《けっしょう》交換もできるが、比国では経済的に適う富者のみが可能である。

一般に開発途上国では、支払い能力を確認されてから、初めて高額な医療は開始される。また、公的病院の設備の老朽化が目立つのも、開発途上国の現実である。日本の政府開発援助で立派な新設の病院が建てられても、その後の維持補修の費用が捻出できない。また、旧設の国立病院の概観はくすみ、内装の傷みも目立つ。

強権を誇ったマルコス大統領の時代に建てられた、当時アジア一と言われた国立腎臓病センターも、すでに現在の移植医学の進歩についていけない。目覚しい癌遺伝子の解析の進歩から、取り残されている。私が何回か通った、比国の国立感染症センターであるサンラザロ病院も古色蒼然とし、入院病床は病院と思えないほどに不衛生に見えた。

日本では患者負担が三割だが、比国では国立病院の入院費は原則無料であり、病院経営は乏しい国家予算からすべて算出される。その結果、入院ベッドを成人では二人で共有し、小児では四人で共有するほど、患者で溢れていた。麻疹、水痘、マラリア、デング熱、狂犬病の患者で溢れた病床は壮観であり、足の踏み場もない。

その一方で、日本のどの病院も適わないような、あたかもインドでのタージマーハル廟のような、デラックスな民間病院が存在する。特に外国資本のモダンな民間病院が設立され、最新のMRI、CTが導入されて、欧米人患者を対象に、高度医療を標榜している。米国帰りの高名なフィリピン人医師が米国スタイルで診療しているが、あくまでも金持ち用の病院である。

ハードな新生児医療

私が一〇年間の盛岡赤十字病院での新生児集中室の勤務を終了し、常夏の国、比国の首都マニラに赴任したのは、一九九八年三月下旬であった。盛岡にはまだ残雪も見られ、一週間前には、子供たちはスキーさえ楽しんでいた。

盛岡赤十字病院での新生児医療は、半端なものではなかった。医局から研修目的で、卒後一、二年目の若手医師を一人送られてはいたが、実質の管理・運営は一人で行わざるを得ず、しかも管理に難渋する重症児は、自ら管理せねばならなかった。

三〇床程の病床が常に埋まり、人工呼吸器さえ、常時三台程度動いていた。さらに、〝後遺症なき生存〟を合言葉に、全分娩において、小児科医による出生時からの新生児管理を施行した。当時の盛岡赤十字病院の分娩数は、岩手県の一割程に達していたし、未熟児出生数で見ても、全県の約三分の一を担当していた。

他院から分娩停止で送られるような症例では、胎児仮死合併も珍しくない。出生時、呼吸開始が見られず、心拍さえ著明に低下した重症仮死例を何例も経験した。すべて最初の五分間で勝負は決まるので、迅速な気管内挿管《そうかん》と点滴ルート確保が必要であった。超未熟児では、栄養管理上、大人に比べて極端に細い五ミリ未満の大腿《だいたい》静脈に、中心静脈用カテーテルを挿入しなければならないことが少なくなく、それは大変なストレスであった。

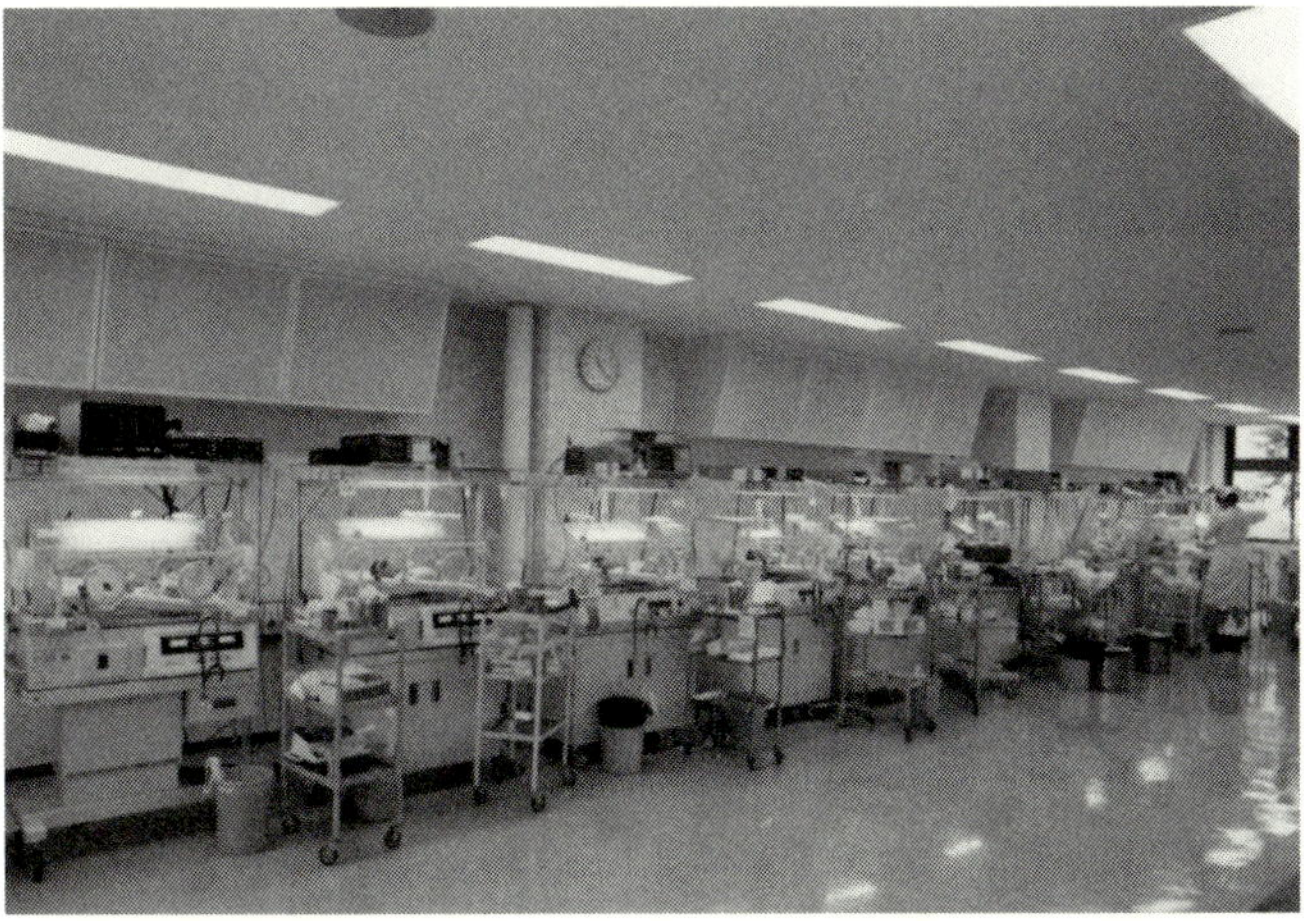

盛岡赤十字病院 NICU

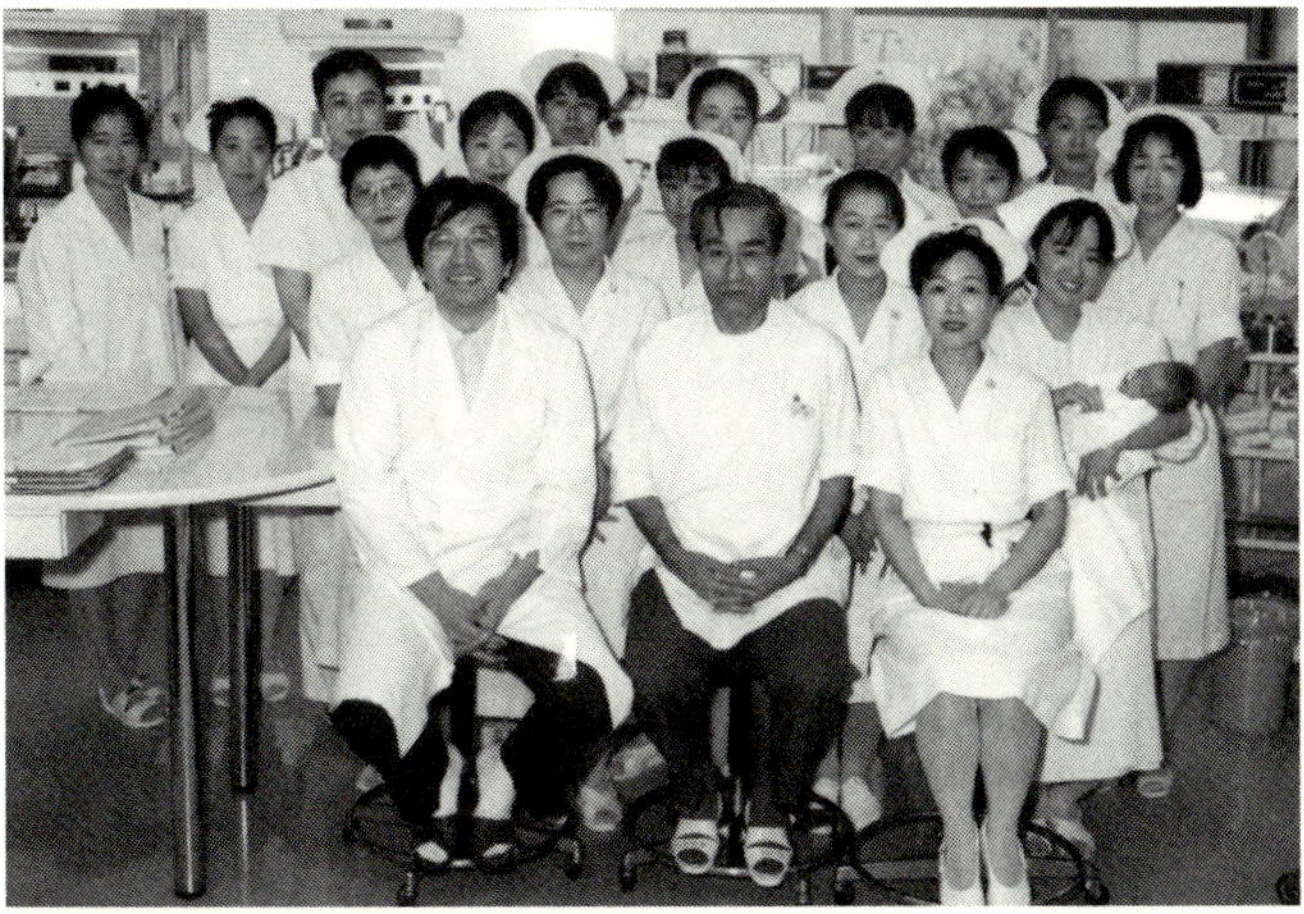

盛岡赤十字病院周産期センターのスタッフと（1992 年）

須田君、一万人の新生児を診てきなさい

このようにハードな新生児医療を継続するためには、高いモチベーションが必要であり、私の場合は、すべて尊敬する恩師、藤原哲郎教授から啓発された。秋田での学生時代に、当時小児科助教授だった先生は、米国小児学会で最高の評価を勝ち得ていた。これからの小児科医は、新生児医療の新たな展開で大きく変わるし、また大きく成長しなければならないと強調され、深く感銘を受けた。

先生の臨床医療での功績は多大であり、未熟児呼吸窮迫症候群でのサーファクタント補充療法によって、一九九六年に日本人で初めて、キングファイサル医学賞を授与されている。それまでにも、米国ハーバード大学小児科主任教授エブリ先生や、小児科雑誌では世界最高とされている*Pediatrics*の編集長であるルーシー教授等が、藤原教授に面会するために、わざわざ盛岡にまで足を運び、その際のディスカションの中で、彼らが教授に深い尊敬を抱いていることを知って、教授の偉大さは実感していた。しかし、なんと、北のノーベル賞に対して、南のノーベル賞と言われる世界的栄誉を授与されたのだ。学生時代の自分の選択は正しかったと痛感した。

その教授も一九九七年三月に退官し、自分自身の心の張りが徐々になくなっていくのを実感した。盛岡赤十字病院赴任前に、新生児専門医として「須田君、一万人の新生児を診てきなさい」と激励してくれた恩師が去り、しかもすでに一万人以上の新生児の分娩に立ち会っており、仕事

はやり尽くしたとの充実感があった。

比国からの帰国後に盛岡に戻らなかったのも、新生児医としては、もう十分と思ったからである。不眠不休の心構えで打ち込まなければ、厳しい症例は後遺症なく救命しえない。在胎二四週以前の超未熟児の救命は大きな課題として残っていたが、正直一人でやりきる自信は持てなかった。

人生の転機

私の脳裏には、東南アジアで日本経済の支えとして生きるビジネスマンたちの生き生きとした顔が浮かんだ。

私は学位取得のために、一九八七年より岩手医科大学細菌学教室に出入りしており、吉田昌男教授と稲田捷也助教授に、公私ともにお世話になった。教授チームは当時最先端のエンドトキシン測定法を開発し、従来の測定法の限界をブレイクスルーした。グラム陰性菌感染症診断では、画期的発明であった。その測定法により、岩手医大高次救命センターの遠藤重厚教授兼センター長の臨床研究でエンドトキシンショックの病態が解明され、国際的にも反響を呼んだ。

私も新生児領域で応用し、『子宮内感染症における羊水および臍帯《さいたい》血中のエンドトキシン、β—D—グルカン、サイトカインの意義』で学位を授与された。一九九〇年、熱帯感染症とエンドトキシンのテーマで、インドネシア大学小児科から国際的共同研究の依頼が舞い込み、私は一九九二年より教授チームの一員として、年に一、二度インドネシアに出かけ、講演、測定指導、研究打ち合わせ等を行っていた。その際に、在ジャカルタの邦人ビジネスマンから、在ジャカルタの邦人医療に協力してもらえないかと何度も誘われた。特に子供を帯同して赴任する家族が多いので、小児科医は是非欲しいと言われていた。

一九九七年の東南アジア通貨危機以前のジャカルタは、東京以上に活力に満ちていた。毎年一〇%以上の成長をしていた。低成長下の現在の日本ではなく、かつての高度成長期の日本の輝きと躍動感が実感できた。喧騒と交通渋滞の中でも、人々の顔は実に生き生きしていた。その若い国に強烈な魅力を感じた。

そんな折、一九九七年秋頃より、厚生省方針による各県での高度周産期センター設立事業が始まり、岩手では県主催の周産期医療研究会が設けられた。私はその班員に推薦されたが、今まで配慮もしなかった大学及び行政側の意向に、割り切れなさを感じた。しかし、本音ではもう新生児医療はやり尽くしたとの思いが強かった。自分の新生児医療に対するモチベーションが萎えていくのがわかった。人生の転機とはこんな風に訪れるのだろう。

新たな道を見出す

海外邦人医療基金（以下、基金）は、海外での邦人医療を守るために、一九八四年に設立されており、一九九七年時点では、シンガポール、ジャカルタ、マニラ、大連に邦人医師を派遣して、診療所を運営していた。

十二月にマニラ派遣医師の募集があり、新たな道の選択に迷わなかった。それまで、マニラを訪れたことはなかったが、ジャカルタ同様に活力溢れた東南アジアの一員であり、アジアのニュータイガーとして、ラモス大統領の下で高度成長期を迎えていた。邦人も一万人程居住しており、マニラ日本商工会議所には約五〇〇社が登録されていた。勤務地としての選択に迷いはなかった。

しかし、私の決断に家族は当惑した。妻と小学校五年生、四年生、三年生の長男、次男、長女は、多くの友人と別れなければならないことになった。妻はかけがえのないテニス仲間を持ち、長男と次男は少年野球のリトルリーグに参加し、充実した日々を過ごしていた。

私は強引に押し切って、マニラに家族帯同で赴任することにした。家族六人での初めての海外移動であった。初めて飛行機に搭乗した子供らは興奮し、嬉々としていたが、比国到着後、ニノイアキノ国際空港からマカティ地区に入るまでに間近に遭遇したスラム街と、我々の乗る小型バスにまとわりつく物売りの子供たちに、妻も三人の小学生の子供たちも青ざめ、ホテル到着まで一言も発しなかった。

私は、道路の車線も、前後の車間距離も無視した交通渋滞と、昭和四〇年代にはすでに姿を消したような日本の旧式のバスが、当時さながらの日本語の案内板付きで走っていることに驚いた。ジャカルタの車のほうが新しいものが多いと感じた。また、氾濫するジプニーとバスが道路の主導権争いをしながら、両者で撒き散らす排気ガスによる大気汚染の深刻さはジャカルタ以上と実感し、喘息児でもある我が家の小学生三人が発症しないかと不安に駆られた。次男は、実は二日前に喘息の大発作を起こしていた。

2　マニラでの生活の強い味方、マニラ養生訓

在比直後は嘔吐下痢症に注意

到着後、最初の事件は妻だった。在比三日目のことだ。サンロレンゾビレッジの中古住宅に入居する前に宿泊したデュシットホテルで、当地ではwelcome-bowel《ウェルカムボーエル》と言われる嘔吐《おうと》下痢症（旅行者下痢症）に罹患《りかん》し、二日間臥《ふ》せった。妻の下痢症の背景には、引越しの手配を一人ですべてやらなければならなかった疲労と異文化の衝撃とがあった。

妻と同様の例が、診療所で働き始めて、極めて多いことも実感した。診療所でいただいた『マニラ養生訓』を見ながら、いわゆるポカリスエットもどきを作り、日本から持ってきた薬とともに飲ませた。マニラ新参者の私にとって、養生訓はありがたい味方だった。

養生訓は、私の三代前の邦人派遣医師である星野邦夫先生と今村美智子診療所事務長、そして当時、診療所において小児科の診療援助を行っていた世界保健機構アジア西太平洋センターに勤務していた岡部信彦先生（現国立感染症研究所感染症情報センター所長）の三人で作成した一〇〇ページ程度の冊子であり、マニラでの生活を疾病面から具体的に記したものである。

この本が貴重なのは、当時マニラに在住した邦人の看護師、助産師、検査技師の資格を持つボランティアといった人々が、総力を挙げて、情報を集めてくれたことである。マニラでの彼女たちの出産体験や入院体験まで、生々しく掲載されている。これ一冊あれば、不健康地域と外務省に見なされている比国マニラでの生活も、かなり安心できると思えた。江戸初期に、徳川家康によってマニラに追放されたキリシタン大名、高山右近も、このような養生訓さえあれば、マニラ到着後一ヶ月程で、熱病によって亡くなることもなかったのだろうが。

しばらくして、ゲートレード（スポーツ飲料）が、薬局でも、ガソリンスタンドでも、安く簡便に手に入れられることがわかったので、新規のマニラ赴任家族には脱水防止用として勧めた。ポカリスエット自体は、マニラでは一般に販売されていないので、粉末状のものを日本から持っていくと賢明である。

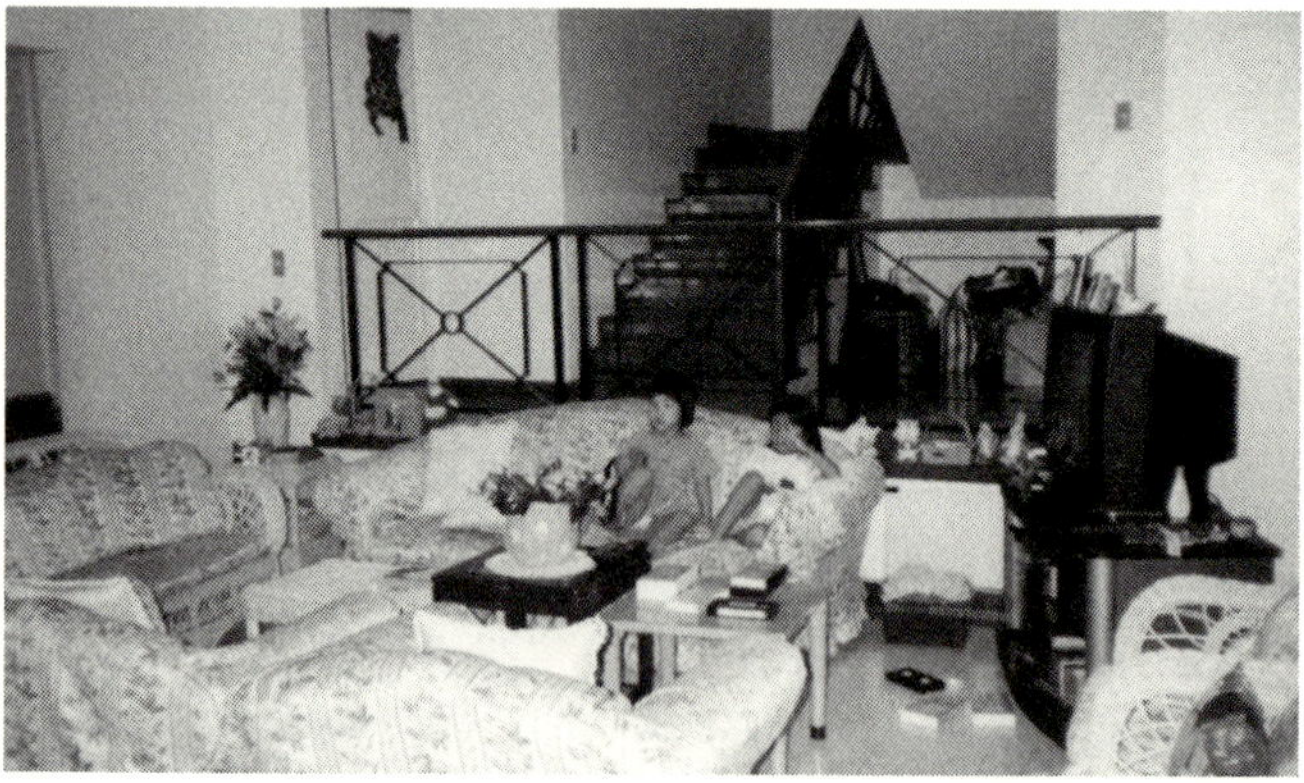

20畳ほどの広さのリビングルーム

大きな家に住む

サンロレンゾの住居は入口が二つに分かれ、車庫と庭付き、そして三ベットルームの二階建てだった。日本の住居事情からみれば、夢のような大きな家であった。

診療所事務長の今村美智子女史の好意で、すでにエアコン、冷蔵庫、テレビ等といった、比国生活に必要となる最低限の生活家具が、入居と同時に使用できるように準備されてあり、さらに日本からお願いしていた寝具、子供用の勉強机、ピアノも同様に用意されていた。

暑い比国で、家族六人分の洗濯や家の掃除を妻一人で行うのは無理であるということで、すでにメイドまで探してくれていた。右も左も分からない赴任家族にとって、このことは非常に助かった。その後の生活上のさまざまなトラブルも、彼女に解決してもらったことが多く、三年間のマニラの生活を思い出すたびに、彼女には感謝に絶えない。

トラブルを回避するには、契約書を作成すること

比人メイドとドライバーに、いかにトラブルなく働いてもらうかという、日本では想像もつかない事態にぶつかった。雇用契約が重要であり、具体的に仕事を割り振り、毎月の給与とボーナスを細かく算定して、ビジネスライクに割り切って対応することの重要性を痛感した。

実は、最初のうちは、まったく比人ドライバーの対応に慣れず、給与の前借り、チップの水増しなど、検討もなく要求されるままに認めていたが、すでに在比していた商社マンから適切な対応を教えてもらい、結局今村事務長に相談して、こちらが主導権を握れるように配慮してもらった。

比国では、日本の東大に当たるフィリピン大学を卒業しても、初任給は日本円で二万円程度であること、部長級でも二〇〜三〇万円程度であることを知らされた。幸いにもメイドについては、診療所で契約書を作成してもらっていたので、最初からトラブルは生じなかった。妻は日本食の作り方、日本式調理と食器の整理などをメイドに教えていたが、慣れない英語で説明していたこともあって、かなりストレスが溜まっていた。よく愚痴をこぼされた。

頻発する停電と、五センチ大以上もある巨大ゴキブリが、台所を我が物顔で歩いているのにも辟易した。夜間でも三〇度を超す環境で、エアコンが使えない状況は、北国から来た我が家族には耐えがたい暑さであった。食器がゴキブリに毎日のように汚染され、暫くの間は予防的に抗生

剤まで飲んでいた。

デュプレックスの隣人であるシャーマン和子夫人が時々顔を出してくれ、「所詮、開発途上国なのよ。電気と上水道用の貯留タンクのトラブルで困った時は、日本人の便利屋さんに連絡すると、値段は張るけれど、すぐ来てくれるわ」と、慰めとアドバイスをもらった。

彼女はワシントンで橋本首相・クリントン大統領の同時通訳をした、東京外国語大学英文科卒の才媛でありながら、広島育ちの実に開放的かつ快活な女性であり、隣に彼女がいることによって、妻は精神的に大分楽になった。シャーマン家は一年後には、ワシントンＤＣに戻っていった。

大量のシロアリの大発生

もっとも住居で深刻な問題は、入居後二週間で判明した。シャーマン家と異なり、我が家はターマイト（シロアリの一種、日本のシロアリより小さく、飛ぶことが特徴）に占拠されたターマイトハウスであった。

熱帯ではペストコントロールが重要であり、特に私の住居周辺は有名なターマイト汚染地域であることを、以前からサンロレンゾ地区に住む邦人に、入居後に教えてもらった。日本でもシロアリに住居が侵食されることは珍しくないが、家中に虫が大発生（羽化）し、一〇センチ先が見えなくなるような話は聞いたこともない。

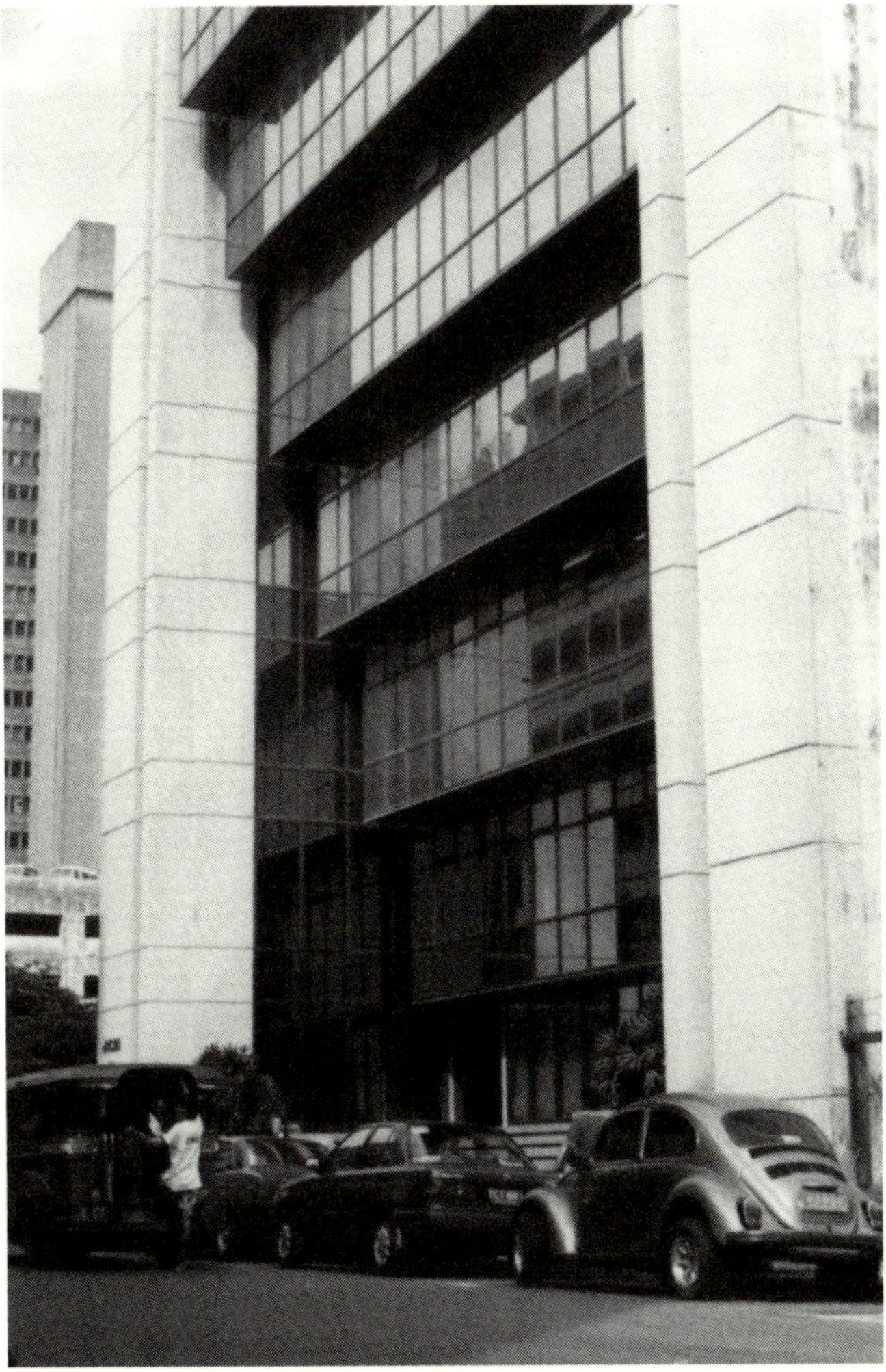

マニラ日本人会診療所が入っていたビルの外観（2004 年 7 月に移転）

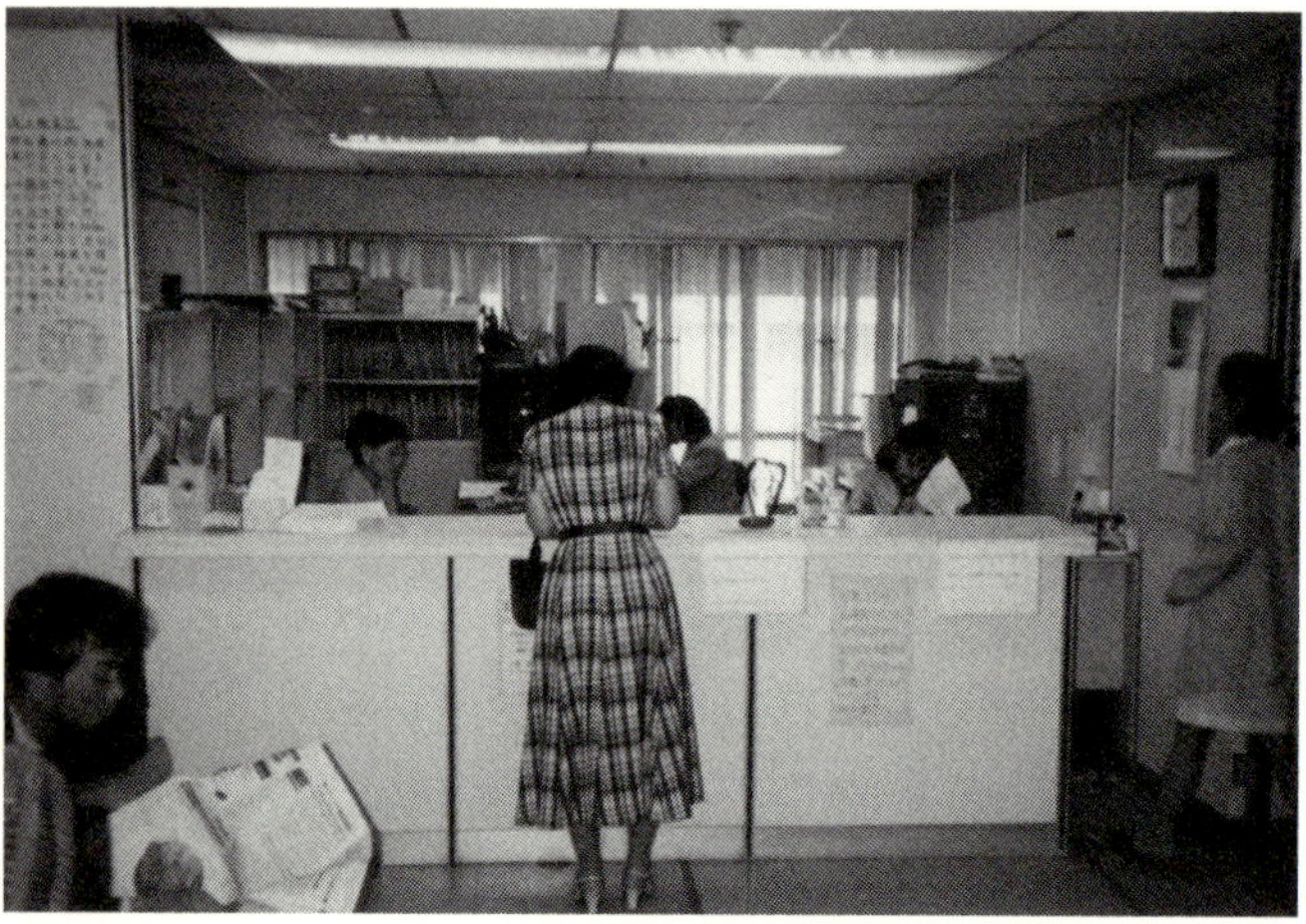

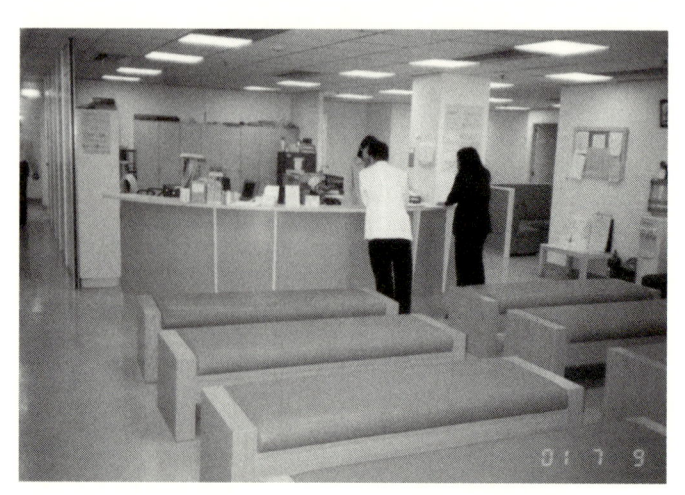

99 年当時の受付 (上段) と、2001 年 3 月に改装された受付の様子

無数の小さな虫に襲われ、大量の殺虫剤で、なんとか退治した。自分がヒッチコック映画の主人公かと思えた。居間の天井を調べると、すでに紙のように、木材が喰われていた。妻の高級和服も犠牲となった。比国にない桐の木も、さぞかし美味しかったのか、ぼろぼろに喰われていた。

3　熱帯性感染症との遭遇

比人医師の裏方として、邦人患者をサポートする

診療所では、最初の二週間程は、同僚のコニー先生から日本人会診療所特有の診療システムと治療方針を教えていただいた。彼女は私の前任、前々任の高濱一宏、加藤の両先生とともに診療所を支えてきた女医さんであり、長崎大学への留学を終えて帰国し、診療所に勤務した。長崎では分子生物学を学び、臨床では内分泌内科を専門にしていた。日本語に流暢で、気さくな人柄であり、駐在員家族からも人気があった。

彼女はアメリカンスタンダードで薬を処方していたので、私は大変に勉強になった。日本のようにセフェム系抗生物質を第一選択にしない点には特に共鳴し、私は帰国後も、アメリカ流にマ

クロライドを第一選択にすることが多くなった。

邦人患者は日本人会診療所では、日本流のきめ細かいサービスを求めるが、日本語のできるコニー先生ですら、そこまでの配慮はできない。したがって、邦人医師がそのきめ細かさを患者に示さないと、コニー医師に全ての負担がのしかかる。特に薬の剤型の違いによる薬の飲みにくさ、常用量の増加による副作用の顕性化についての説明の困難さに、彼女は相当のストレスを感じていたようで、一月も経ないで、専門外の小児科の患者は、すべて私に回ってきた。

比国では、邦人医師の医師としての診療行為は法律的に認可されておらず、あくまでも比人医師の裏方として、邦人患者をサポートせざるを得ないので、処方箋は彼女が記載し、サインすることで、私は実際に診療に従事できた。

日本人には最も高額の診療費を請求

最初の課題は、入院患者への対応だった。日本人会診療所はあくまで外来部門だけであり、入院はコニー医師の関連で、近接の近代的私立病院であるマカメディカルセンター（ＭＭＣ）に依頼するシステムとなっていた。

比国では日本と異なり、外国人の医療は、医師が自由に診察料や技術料を決めることができるため、比人医師にとって魅力的であり、会員が比人医師に法外な要求をされて、私に苦情を訴える例が珍しくなかった。例えば、虫垂炎《ちゅうすいえん》の際の外科医への技術料として、七万ペソ（当時の為替では二五万円）の支払いが要求されたことがあり、驚いた。それ以外の病院での費用は日本と同程度であり、さらに一日一万円～五万円程度の個室代が加算される。そのため虫垂炎でも、合計で一〇〇万円程の費用となることがあった。日本に帰って手術したら、往復にビスネスクラスを使用しても、そこまでの費用にはならない。

そこで私は、ＭＭＣ以外の近代的病院を、前フィリピン大学医学部のホクソン教授に教えていただき、日本人患者が選択できるように紹介した。ＭＭＣに比べ、他の病院は半分以下の費用で入院可能であった。さらに、ＭＭＣの専門医たちは、外国人の中でもとりわけ日本人に最も高額の診療費を請求している事実も判明した。

そして、日本の医療がいかに安いか、最近身をもって知った。というのも、日本で医療費の最も安い長野県の公立病院において、私の友人の父が総胆管癌の根治手術を受けたが、一ヶ月の支払いは五万円程度だった。難治性進行癌でも、この程度の家族負担で済んでしまう。企業が生存にしのぎを削っているなかで、どこまで海外での医療費を負担できるのか。マニラのように日本に近い場所では、手術を要する場合は、できるだけ日本で行うほうが経済的には安い。

さらに、医療の安全性に関しても、日本の常識が存在しなかった。一例として輸血を挙げる。輸血とはまさに臓器移植であり、日本のように、日赤を通じてかなり厳しく血液が管理されている場合でも、その施行時にはさまざまなトラブルが生じるが、比国の民間病院では、病院独自の血液バンクが主体であり、日本のように白血球の除去がシステム化されておらず、いまだに副作用の多い全血輸血が主流だった。しかも、日本以上に患者の多い肝炎およびＨＩＶウイルスの輸血前抗原検索は、極めて不十分と思えた。

したがって、輸血を受ける可能性があるような侵襲の強い手術では、尚更日本で行うほうが安全であると痛感した。それでも、交通事故、労災等のような緊急性が高く、絶対的に輸血が必要な場合を想定して、日本人会会員の献血でまかなえるように有志の名簿作りも行った。

デング熱、アメーバ赤痢、マラリア、腸チフス

その一方で、デング熱、アメーバ赤痢、マラリア、腸チフス、Ａ型急性肝炎等といった、日本では極めて珍しい感染症に頻繁に遭遇し、主治医として治療できたことは、医師としての臨床能力を磨くことができた貴重な日々だった。

デング熱では、一〇〇〇／マイクロリットル程度まで低下する白血球減少と、一万／マイクロリットル程度まで低下する血小板減少が見られることも稀でない。しかし、臨床的には倦怠感と高熱以外の所見に乏しく、消化管出血や呼吸障害を来たすデング出血熱のような重症感は見られない。それでも、デング出血熱への増悪を予防できるかのように全血輸血を考える比人医師が多く、何とか輸血を思いとどまるように家族に依頼されて、比人医師を説得するのも仕事だった。教科

書に載っていない症例として、麻疹《ましん》のような紅斑《こうはん》が一ヶ月程度も消えなかった成人女性例も経験した。

日本から持ち込んだボルタレン、ロキソニンのような消炎鎮痛剤を服用することで、デング熱による高熱を抑えながら仕事に励んだものの、皮下出血、下血を来たして輸血を余儀なくされ、結局死亡した駐在員もかつてはいた。デング熱にはポンタールも含め、消炎鎮痛剤の使用は禁忌であり、解熱剤としては、唯一カロナール、アセトアミノフェン（パラセタモール）だけが使用できる。比人専門医は、パラセタモールを三時間間隔程度で使用することを勧めていた。

私も邦人患者に三時間おきに使用するように勧めたが、副作用は認められなかった。脱水を防ぐために、ゲートレードを頻回に飲みながら、安静に寝ていれば、一般には一週間程での発疹の出現とともに、デング熱は軽快していく。幸い私の子供は罹患しなかったが、わが家に隣接した長男の友人が発症するなど、私の在比中に、日本人学校の生徒が五〇人程度は罹患した可能性があり、四〇度以上の高熱が出れば、第一に疑うべき病気だった。

アメーバ赤痢は比国で生水を飲めば、確実に罹患する。上水道網が汚染されているばかりか、各家庭にある水道貯留タンク内でもアメーバが潜んでいることがあり、血便を伴う下痢症では、まず第一に鑑別しなければならない。日本では、東南アジアからの帰国者を除くと、同性愛嗜好者や重症心身施設での報告が見られる程度だが、マニラでは、最高の生活水準を享受している日本の一流会社の支社長ですら、アメーバ赤痢に罹患している。

一般に手洗いの習慣のない比国では、比人メイドに調理を任せる場合、手洗いの重要性を強調しなければならない。また、下痢の際に市販薬として頻用される正露丸は治療に有害であり、むしろ病態を悪化させることが多い。日本人の正露丸信奉は根強いものがあるが、比国では全く薦められない。

しかし、腹痛、下痢が二週間以上も継続した症例の中で、偶然に大腸癌が三人、潰瘍《かいよう》性大腸炎が二人見つかった。そのため、アメーバ赤痢と診断され、抗アメーバ薬を投与されても改善のない場合には、内視鏡、腹部CT等といった精密検査を行う重要性を痛感した。

我が家族は幸いにも、アメーバ赤痢には罹患しなかったが、在比二年を経過したところで、ジラジラ（ランブル鞭毛虫《べんもうちゅう》症）に、家族六人全員が罹った。特有の油の浮き出た便には驚いた。その当時は、食事はすべてメイドに任せていたが、その事件の後は、妻が特に生野菜の料理時にはチェックしていた。

マラリアはマニラ首都圏、セブ島では心配しなくて良いと言われているが、近接する流行地、特にパラワン島内地に旅行に行った邦人一名の死亡が報告された。帰国に際して、マニラの比人医師を訪れるも、的確な対応がなされず、さらに日本帰国後も診断が遅れ、悪性マラリアで死亡した。

パラワン島は世界的な蝶の観察地である一方、比国最大のマラリア汚染地域である。そのため、フィリピン大学医学部学生のマラリア医学の臨床研修地域となっており、ＪＩＣＡのマラリア専門家も派遣されていた。

パラワン島に三ヶ月滞在した人類学研究者に、米国帰国前、原因不明の発熱がみられ、隣人のシャーマン家に滞在されていたが、結局マラリアであった。英国籍の婦人が、インドネシアに一時帰国し、その後、セブ島に戻ってから、高熱を発症し、セブの近代的民間病院を受診したが、マラリアかデング熱か腸チフスか急性肝炎かの鑑別診断ができず、結局マニラまで搬送された。

その時点では、何とセブ島のどの施設にも抗マラリア薬が置いてなかった。さらに、セブ島にはマラリア専門医がいないということだった。マラリアの国際疫学情報では、セブ島は汚染地域に含まれていないが、医療システムまで、日本のようにマラリアに無防備なのには驚かされた。

次に、腸チフスと言えば、日本では患者は隔離され、住居周辺は保健所による公衆衛生上の防災がなされる代表的感染症だが、比国では日常的消化管感染症である。微熱で下痢もなく、倦怠感が続くことの多いのが臨床症状であり、血液検査上は軽度の白血球減少と血小板減少が見られ、肝機能も若干増悪するが、急性肝炎やデング熱のような著増は見られない。Typhidot-IgMという免疫血清法で容易に判定できた。

一九九九年十二月には、乾期にもかかわらず、雨季並みの大雨が降ったため、腸チフスが大流行し、診療所にも五〇人近い患者が訪れた。ハロハロという、戦前に邦人がマニラで作ったと言われる、アイスクリームと氷の入った一種のマンゴシェークもどきがあり、その美味に虜となる邦人も多く、その結果、腸チフスになった患者も多かった。氷自体が汚染されているためであった。

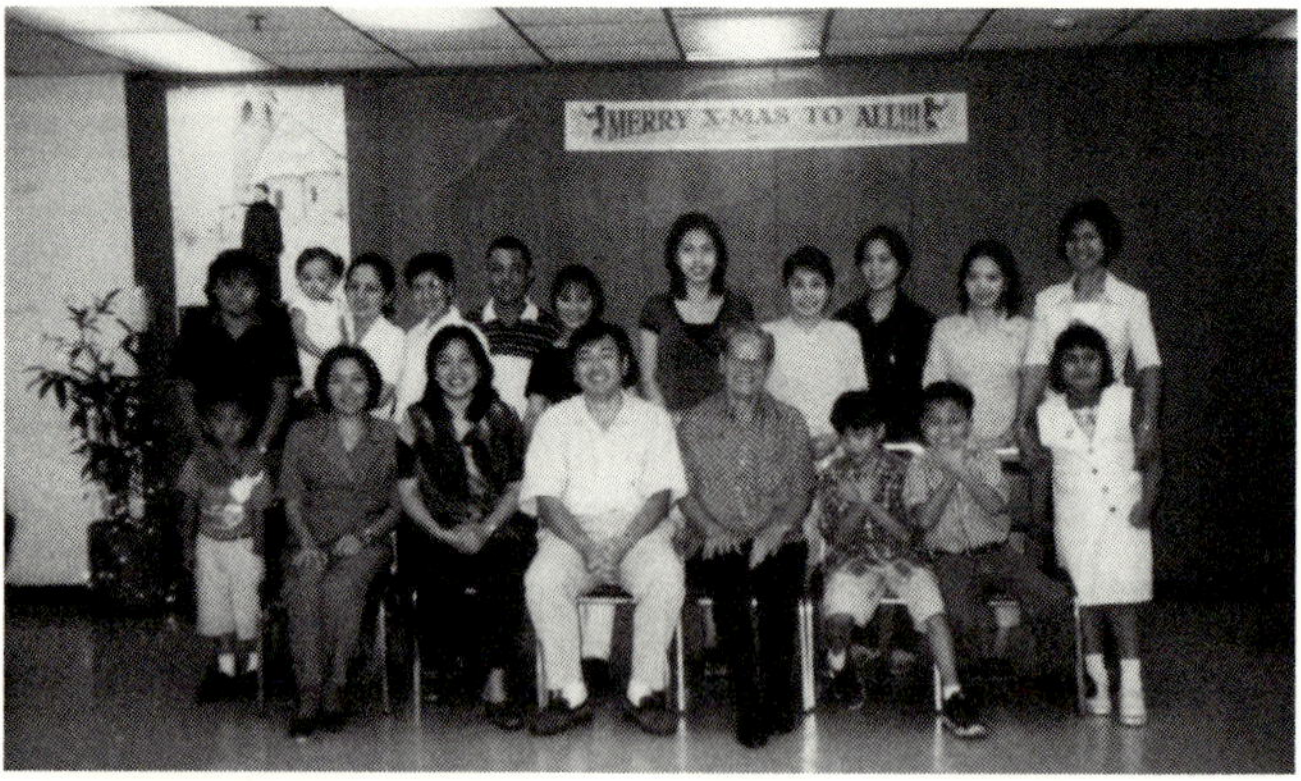

マニラ日本人会診療所のスタッフと(1999年)

同様に邦人に人気のタホと呼ばれる豆腐の甘いシェークもどきがあるが、これは氷を含まないので、腸チフスに罹患した邦人はいなかった。サンロレンゾの中を現地の子供たちが「タホ、タホ」と点呼しながら売り歩く姿には、昭和三〇年代の日本が偲ばれた。

4 マニラの医療レベルと胃健診の再導入

日本式二重造影法が根付く日

診療所のシステム構築としては、赴任前に基金から、胃健診の再導入を要請されていた。この問題での基金と診療所運営側との熱烈な論争も忘れられない。

基金は出資企業への義務として、設立時から日本と同等の企業健診を目指しており、健診システムの確立されたシンガポール日本人会診療所に続いて設立されたマニラ日本人会診療所でも、創設当時からバリウムによるレントゲン健診を行っていた。しかし、比人消化器専門医の診断レベルに疑問が投げかけられ、比国駐在の日本大使館付医務官から、胃健診の再考を求められていた。二重造影法が十分にできていないため、微小な病変が見落とされるという説明であった。

そこで、診療所運営委員会および日本人会理事会において、基金のマニラ診療所での担当者であった落合道暁事務局次長とともに、基金が責任をもって、フィリピン人医師を日本で研修させ、バリウムによる胃健診を、日本と相違のない水準でもって行うと説得することで、五年近く両者で懸案となっていた課題を乗り越えた。

医務官もマニラの医療レベル、特に上部消化管のレントゲン造影の現実を見ているので、患者に犠牲が出たら大変であると強調していた。運営委員の多数を構成する駐在支社長の中には、人種論、文化論などで、日本人との人類学的差異にまで言及する人もあり、口角泡を飛ばす激論が時間切れ寸前まで行われたが、基金主導で乗り切れた。

バリウムと空気による二重造影法は、日本で特に進化した診断法であり、内視鏡全盛の時代でも、診断法としての有用性は高く評価されている。その開発者である白壁彦夫博士は、かつてフィリピン放射線医学会に講演招聘されたことがあり、当時その講演を聞いた当診療所の放射線診断専門医のペルラス医師も、強い感銘を受けたと話していた。

その二重造影法がようやく日本人会診療所で実現された。フィリピン人医師として、フィリピン大学消化器科専修医であるアティエンザ女史を、ホクソン先生から推薦していただいた。基金には、彼女の日本での研修施設として、バリウムによる胃健診に積極的に取り組んでいた亀田総合病院、聖路加国際病院等を選んでいただいた。

彼女の高い能力は日本での研修を通じて評価されていた。大腸の二重造影法も、もう少しでマスターできるところだった。彼女は特に、日本が誇る世界水準の消化器医学の進歩、中でも超音波内視鏡の診断レベルに驚嘆していた。彼女はいずれフィリピン大学消化器科の教授になるとも聞いていたので、彼女によって、日本式二重造影法が比国でも今後、根付いていくことが期待される。

セブ島の邦人たちの驚くべき病気体験

セブ日本人会長の岡昭さんに会えたのも、忘れられない思い出である。

帰国前の一年半程、毎月一回、セブの日本人会会員のために、健康相談に出張していた。マニラと異なり、セブでは永住邦人が主な対象であり、現地に同化しながら、いかに長生きしていくかが課題であった。

彼らの病気体験のエピソードは、驚くべき話が多かった。野犬に噛まれ、狂犬病が怖いので近所の医師を受診したら、噛まれた指のその部位にワクチンを何回も接種され、暫くの間、その指が使えなくなってしまったとか、小児科医を受診して、咳を治療してもらおうと思ったのに、一度も聴診器で診察されたことがなかったとか、倦怠感で受診したら、急性肝炎と診断されたが、一度も肝機能検査がなかったため、心配になって日本に帰ったところ、血液検査で異常がなかったとか、マニラでもあり得ない話であり、医師のレベルの差を思い知らされた。

そんな中でもセブの邦人の多くは、年齢差が二〇以上もある若いフィリピン人の奥さんと仲良く暮らしており、孫より小さい子供をもうけて、幸せに暮らしていた。岡さんも若い奥さんと高校生のお嬢さんと楽しい老後を送られ、その一方で、だらしない母国の政治経済状況を厳しく批判されていた。また、英語もできずに比国に仕事を求めてやってくる日本人フリーターの甘さと、日本人をだまして利益を貪る永住邦人の存在にたいへん心を痛めておられた。

人前での賞賛と少しのユーモア

仕事以外に燃えたのは、少年野球のコーチだった。小学生の息子を引き連れ、現地の野球チームと日本人同士で作るチームの両チームに属した。かつて、米国の植民地化にあった比国では、リトルリーグが大変盛んであり、日本以上に恵まれた球場さえあった。特に、マニラ上流階級の住むフォルベスパークにあるポロクラブの野球場は、芝生が整備され、ナイター設備や室内練習場もあった。盛岡の北上川の川べりで野球をしていた息子は、その設備に圧倒された。

比国では、父親が積極的に野球チームの育成に参加できたので、土日ばかりか、平日でも、診療終了後に息子のチームに帯同し、試合前の練習に参加していた。結局、三ヶ月もしないうちに、両チームの監督からコーチを依頼され、監督不在時の臨時監督まで任されたこともあった。見逃し三振ではグッドアイ、空振り三振でもグッドジョブと、子供をチアアップさせて、やる気を出させることが成功の秘訣だった。

比国では日本と異なり、怒っても何も解決しない。診療所のスタッフにも全く同様の対応が必要だったが、チーム力向上には、人前での賞賛と少しのユーモアが欠かせない。この野球が日本人会の会員との結びつきを強め、またフィリピン人・米国人コーチとの交流を深めてくれた。人生における貴重な体験だった。

＊　＊　＊

二〇〇一年三月下旬の永久帰国時には、後ろ髪を引かれる思いだった。一言で言い表せない別れであり、悔いのない三年間だった。お世話になった比国に、帰国後も何か貢献できないかと考えながら、帰路についた。

今後、どういった貢献ができるのか

現在、さいたま市近郊の小さな民間病院に小児科医として勤務しながらも、マニラ日本人会の事務長とは連絡を取り合い、診療所の状況は把握している。

私の帰国後、一般患者が減少し、胃健診を含めた健康診断業務でもって、何とか赤字を埋め合わせている。あれほど反対されながらも、レントゲン装置を新たに導入したのは正解であった。アティエンザ医師の胃健診は、マニラ日本人会診療所の最高の売りとなっている。一般診療分野の協力のために、今後は月に一度程度でもマニラに出かけ、日本人会会員の不安の解消に役立てないかと考えている。

3章

インドネシアの医療と〝ゴトンロヨン〟の精神

西平守樹

1 ひとりで医療を見直すきっかけに

医療への信頼どこへ

どうもこの頃、気分が沸き立つことがない。

大学を卒業し、研修医として、私立の救急病院に入局した。連日三、四時間の睡眠しか取れず、急患を診ていた。当時の沖縄で、一次から三次救急まで行っている病院は、県立中部病院と私の入局した病院しかなかった。ほとんど家に帰ることもなく、急患のケアをしていたので、身体は疲れていたが、気分は常に高ぶって、喜びに充ち、精神的に充実した日々を過ごしていた。

それが、今はどうだろう、どうも気持ちが萎えてしまっている。昨日、今日と続いた医局会議の話題と言えば、医療訴訟を回避するための話ばかりである。

「患者に話したことは、全てカルテに書き留めておけ！」

それでは、患者が治療や検査を拒否したときは、彼らを説得する時間を削って、その言い分を記載する時間に当てるのか。ただでさえ、診断書に始まり、毎日が書類の山である。患者を診る時間は必然的に短くなる。それなのに、今度は自己保身のためのカルテの記載の話である。訴訟社会のアメリカのように、日本の医療環境も変わってしまうのか。

書類、書類で時が経ち、はっと気がつきゃ、患者は就寝！と、毒舌も吐きたくなる。

元来、医局会議とは、患者のためのものである。患者を診るために、外来をどう担当するか、検査を誰がするか、緊急の場合は、どのような態勢を取ればよいか、良い医療を継続するために、経営の無駄をどう省くか、医療の質の向上のために、どういう研修体制（スタッフは？　カンファレンスは？　研修医の評価は？　等々）を取るのか、自分の力を蓄え、それをどのように患者に反映させるのか、などというように、話し合わなければならないテーマはたくさんある。

「あ～ァ！　嫌になる。疲れた！」

医局会議で医療訴訟が問題になるには、それなりの理由もあった。週刊誌でも、新聞でも、医療過誤（？）の問題が連日賑わっている。そういう医師がいることも確かなのだろうし、明らかに受け狙いの斜《しゃ》に構えた記事もある。だが私は、医師の集団というのは、一滴のインクがコップの中の水を赤くしていくようなものではなく、身体に入り込んだ細菌を呑食《どんしょく》し、殺菌し、排泄するだけの自浄能力を十分に備えていると信じている。しかしながら、マスコミの報道は一人の悪徳医師があたかも医師の代表のように書き立てる。

今夕の患者もそうなのか！

風邪だと思うが、ただのウイルス感染にしては、どうも有熱期間が長すぎる。見た目には、元気そうに見える。肺雑音は聴こえないが、非定型肺炎ということもある。細菌性心内膜炎《しんないまくえん》は一見元気だが、重症であるので見逃したくはない。いろいろなことを考えると、

「レントゲンと血液検査をしましょう」ということになる。

「どういう検査ですか？」

検査の説明をする。

「必要な検査ですか？」

「可能性としてどれくらいあるかは判りませんが、見逃すと後で後悔するので……」

「絶対に必要なのですか？」

質問と同時に患者が斜に構え始めると、その頃から、何か変だな、と気づく。純粋に説明を求めているのか、自分の頭の中の疑念を払拭するために聞いてくるのか。一生懸命に説明をしている私も、だんだんもやもやとしたものが涌いてくる。

外来で待っている患者を示すカルテの山が時間を急かせる。患者は納得するまでは検査を受けそうにない。何も見極められずに、診療を続けることも嫌だし、〝外来で待っている患者のなかに、喘息で苦しんでいる患者はいないだろうか？〟〝急いで処置を必要とする患者はいないだろうか？〟と、非常に気になる。

患者との間に信頼関係の壁を挟んで対峙していることにも強い疲労感を感じる。なぜなのだろう。医師として全身全霊つぎ込んで仕事に向かい、病状の快復を患者と一緒に喜べるというようなことは、もうないのだろうか。

医師は患者との間に、衝立《ついたて》を置いて接する。患者は色眼鏡をかけて病院を訪れ、医療を受ける。そのどこにも信頼関係を見出せずにいる。この関係をつくったのは、だれなのだろう。医療従事者か、マスコミか、あるいはそれ以外の要素なのか。おそらく、鶏と卵の関係で、両方に原因はあるのだろう。

とりあえず、一生懸命、素な気持ちで医療を行える環境に身を置いてみたい。責任の重さにつぶされるかもしれないが、頑張ってみたい。自分自身の萎えた気持ちを奮い立たせるための一つの手段として、今までとは違った環境で、一人で医療を見直してみよう。

沖縄人が本当に日本人か否かという議論は別にして、沖縄の人は昔から多くの移民を外国に送ってきた。明治時代には、多くの沖縄人がカリマンタン島のサラワクに移住した。インドネシアのあちこちには、沖縄人墓もある。その沖縄人の血が、私を海外へと誘っているのかもしれない。

病院の仕事に疲れ、友人の病院を手伝っている頃、海外邦人医療基金から話があり、インドネシアに行くことになる。

ジャカルタの地へ

一九九三年一月十七日、ジャカルタの地に初めて足を踏み入れる。機上から見えるジャカルタ市は、煉瓦壁の家が二戸、三戸と点在しており、広い大地の家々の間にバナナの樹や低い草木が目につく。長く親しんだ沖縄の地にどこか似ている。

空港には、ジャカルタ・ジャパン・クラブ相談室の斉藤博氏とメディカロカ（ジャパンクラブ医療相談室）のサトリオさんが迎えに来ており、不愛想な私を笑顔で迎えてくれる。その傍らには、インドネシア在中、最も世話になることになる運転手のタルマンが控えており、私の荷物を引き取ってくれる。暑さは沖縄と比べても、さほど気にならない。周りのインドネシア人の喧騒も、沖縄の祭りのような雰囲気である。

空港を出て、高速道路を走り、ジャカルタ市街に入る。今までいた那覇市には見ることのない高層ビルが建ち並んでいる。東京と異なるのは、ビルとビルの間にバラック小屋が少しずつ残っていることである。

ジャパンクラブの準備してくれた宿舎に入って荷をほどき、ジャカルタ市街にある「むさし」というどん屋で、歓迎会をということになった。なんでもジャカルタは、東南アジアでは有数の都市であり、寿司屋、居酒屋、日本風焼肉屋、しゃぶしゃぶ等、日本料理が食べたければ、困ることはない。もちろん、中華料理を始め、外国の料理が食べたければ、フランス料理もイタリ

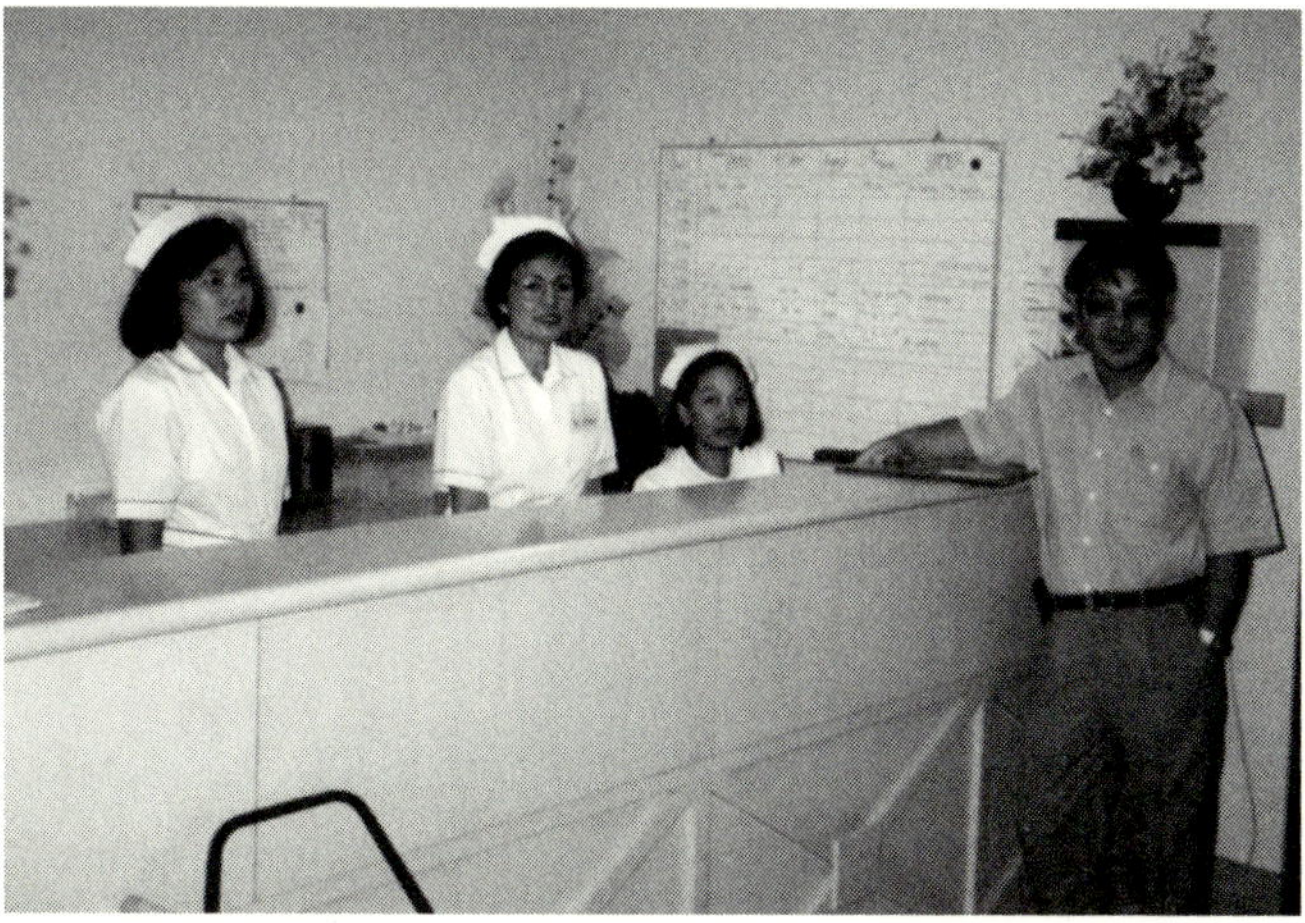

ジャパン・クラブ医療相談室の受付

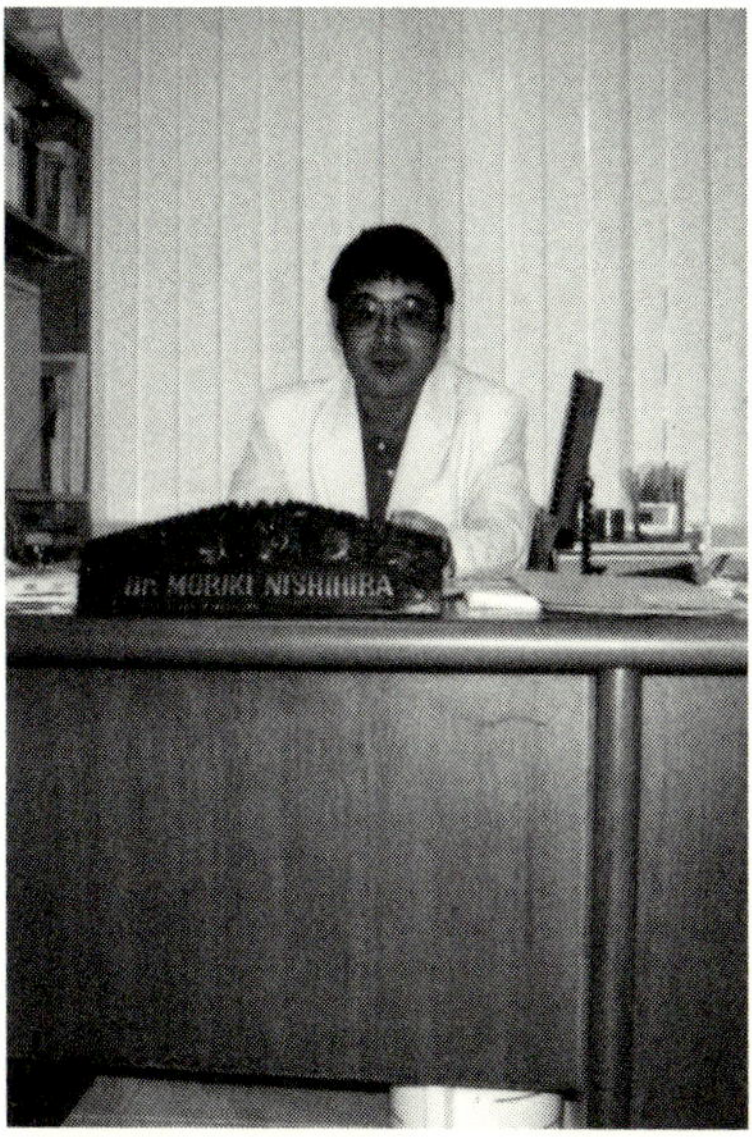

診察室兼オフィス

ア料理も食べることができる。究極のファースト・フードと言われているインドネシア料理もある。水以外は口に入る物で困ることはなさそうである。

これからこの地で、何を見て、何を考え、何をするのだろう。インドネシア語のイロハも知らない私に、期待以上に不安がおそってきた。だが、沖縄に似たこの国の雰囲気と、斉藤氏たちが、その不安を軽くしてくれる。

2 インドネシアは受益者負担の医療

挿管チューブを買うお金もない患者

インドネシアという国は、思った以上に貧富の差が大きいし、インドほどではないにせよ、ヒエラルキーも存在する。金のある人は、ちょっと熱が続くと、シンガポールに診察に行くし、貧しい人は呼吸不全の状態でも、挿管チューブが買えずに死んでいく。

日本の皆保険制度はすごい制度であり、いつでも、どこでも、誰でも医療を受けることができる。もちろん、そのことがすべて良いことばかりではないことは明らかである。インドネシアでは、比較的裕福な患者が集まってくるハラパンキタという循環器病センターでも、受診する人々の二五%しか、何かしらの保険を持っていない。受益者負担の医療であり、彼らは高額の医療費を、何とか工面しなければならない。しかしながら、その費用を負担できるような余裕のある患者は少ない。そこで前述の如くとなる。このような場面には、いろいろなところで出くわした。

チレゴン市の病院で、日本人鎖骨骨折の治療に立ち会っていた私は、一〇歳の男の子がチアノーゼを呈し、あえぎ呼吸をしている現場に出くわす。看護師がその傍らを行き来しているのを見て、堪らず私は看護師に言った。

「挿管して、レスピレーターによる管理が必要ではないですか？　ドクターに報告はしましたか？」

看護師の答えは、

「ドクターには伝えてあります。家族に挿管チューブを買って来るように言ってあり、それを待っているのです」そして、さらに「挿管チューブを買うお金がなく、助けたくても助けられないのが現状です」と言う。

南スラウェシ州の州都、ウジュンパンダンでは、外傷の患者が処置室の床に寝かされており、治療の開始をずっと待っていた。それでもこの病院はクラスA（インドネシアの公立病院はクラスAの病院を中心に、その周りにクラスB、Cの病院を設置している。クラスAはインドネシアの医療・教育の中枢とも言うべき基幹病院であり、インドネシア国内には四つしかない）の病院であり、全科に専門医がおり、スラウェシ周辺の島々の医療の中核となる病院である。

当然、インドネシア政府も、貧しい患者を放っておいているわけではない。公立病院の二五%に、金を払えない患者のための無料の病床を備えている。しかしながら、医療費を払えない患者は無料病床数以上に多く、なかなか無料病床を確保できない。つまり、病床を利用する患者の優先順位も、満床になった時の対処の仕方も、何をどうすればいいのかわからないという現状がある。

カリマンタンのサマリンダにある病院では、ウロキナーゼを置いていなかった。ドクターに聞くと「脳梗塞でも、心筋梗塞でも、ウロキナーゼを使いたい気持ちはあるが、ここの住人にいきなりウロキナーゼの購入費を準備してと言っても、無理でしょう」と言う。

日本の援助で、CTスキャンもレスピレーターも揃っている病院だが、いろいろな疾患の診断がついても、その後の治療における展望はない。ウロキナーゼの一バイアルが、親子四人の一ヶ月の生活費なのである。

どうすれば呼吸状態のおかしい患者に、スムーズにレスピレータケアができるようになるのだろうか。ハードの面はいろいろな力で整ってきたが、患者自身にその恩恵を受ける経済的余裕はない。

私自身は、元来医療は受益者負担で行うべきと考えている。その負担を受益者個人で負担するのか、受益者の団体が団体で負担するのかは、その社会のシステムに最も合致した方法で行えば良いだろう。そのときに最も大切なことは、個々の患者が、自分たちの負担で医療を受けているということを認識することだろう。

沖縄の離島、久米島の診療所で患者を診ていたことがある。当時の診療所内は、老人で一杯であった。ある日、待合室を見ていると、阿嘉のお婆さんの姿が今日は見えない。「どうしたの？」と聞くと、近所のお婆さんが、「今日は具合が悪いらしいよ〜！」と言う。なんということだろう。診療所が医療を施す場ではなく、サロン化している状況がそこにはある。別にサロンとしての場所を提供しても大きな問題ではないが、診療所が本来はどういう場所で、何をするところかということを考えてほしい。サロンの場所に皆で負担した医療費が投じられていて、本来の必要な医療を受けに来られないのでは、どこか問題である。

インドネシアの話に話題を戻そう。インドネシアに保険医療制度がまったくないわけではない。日本で言うところの健康保険のようなものや、〝ヤヤサン〟といって、日本の船員組合保険のようなものもある。また、自費で保険会社に入っている人々もいる。しかし、インドネシアでは完全失業率と不完全失業率を合わせると、五〇％近くにも上る。そのため、こうした保険にはなかなか入れないというのが現実である。

彼らの中に唯一ある、保険のようなものと言えば、〝ゴトンロヨン〟の精神だろう。日本の戦前戦後の隣組のようなもの、あるいは、沖縄の〝モアイ〟のようなものだろう。ある子が手術をしなければならず、三〇〇万ルピアが必要となると、四〜五日あれば、親戚縁者、隣人に頼み込んで集めてくる。一ヶ月の生活費の二〇倍の費用が、相互扶助の精神（ゴトンロヨン）で集められ、助け合っている。緊急時に挿管チューブを買うことができない彼らがである。

海外生活のリスクをどのように受け入れるか

インドネシアでの医療を行うに当たって、日本国内との大きな違いがいくつかある。数的に多いのは、慢性疾患と上気道炎（いわゆる風邪）である。水系感染症と、蚊の伝搬によるデング熱やマラリアも目につく。また、外国にいて、異文化にとけ込めず、ストレスによるものがある。日本で伝染病というと、何となく忌み嫌われる傾向があるが、この国で生活する彼らにとっては、日常茶飯の出来事である。もちろん、病院への受診が遅れ、死に至るようなケースも多々ある。日頃から、病院にかかる慣習の薄い彼らは、どうしようもなくなってから、病院へ行く傾向がある。デング熱などは、血小板数が下がってしまい、出血傾向が著明になってから来院するために、死亡率が跳ね上がることになる。

「伝染病を予防するにあたって」というテーマで、しばしば講演を頼まれた。このことは私に大きな戸惑いを感じさせた。純粋に医療のことだけを考えると、無菌というのはあり得ない。では、無菌に近づける努力をどこまで行えばよいのかというと、これは難しい問題である。

「葉野菜はできるだけ一枚ずつ水洗いをして、水は湯さましが良いですよ」と話すと、「それだけで、大丈夫ですか？」あるいは「絶対、病気にかかりませんか？」と聞いてくる。あるお母さんは「あのスーパーの野菜はきちんと農薬を使っているから、アメーバ赤痢にかからなくて済むらしいですよ！」と話していた。ひょっとすると、日本にいる頃は「この野菜は無農薬で安心なのよ」と話していたかもしれない……。どうしても無菌の状態で野菜を食べたければ、煮て、焼いて、揚げて（これは、ちょっとやりすぎかも！）食べるしかない。日本人は元来、中庸の精神をもっていたが、昨今、その精神を忘れているようだ。

インドネシアに限らず、異国で生活や仕事をするということは、生活の糧を得て、日々を過ごすというだけではないだろうと考えている。彼らの文化に接し、その国を理解するという大きな楽しみがある。

私がインドネシアに入った年の〝レバラン〟に、運転手のタルマンから「レストランもそれ以外の店も開いていないし、女中も田舎に帰っているが、どう過ごしますか？　良かったら、自分の実家に一緒に行きませんか？」と誘いを受けた。

レバランとは、イスラム教徒にとって、一年の中で最も重要な行事である、断食明けの大祭のことである。私は二つ返事で、招待を受けることにした。というのも、タルマンは私と一緒であれば、帰郷するのに車を持っていけて旅費が浮くし、私はといえば、面白そうな経験ができる。

中部ジャワの彼の実家に着くと、両親と姉夫婦と子供たちが迎えてくれた。私は途中で彼らへの土産と、イスラム教の彼らには悪いが、彼らの了解を得て、自分のためのビールとウイスキーを買うことにした。

彼らの歓迎ぶりはこちらが恥ずかしくなる程で、日本で言うところの正月料理を、まず真っ先に私に出す。私が一口食べた後に、家族が一緒に食べ始めるという次第である。米を発酵させて、バナナの葉に包んだ料理は、私の口には合わないが、それを楽しみにしている子供たちを見ていると、食べないわけにはいかない。

翌日は、近所の人々が「タルマンのトゥワン（主人）が来ているらしい。しかも日本の医者らしい」と、レバランの挨拶に来るが、お祝いの挨拶の他に、今年はおもしろい見せ物（？）があるといったような風情である。タルマンはタルマンで、私の傍らで鼻の穴を大きくして得意気である。

彼の家は、電気は引いてあるが、床は土間であり、部屋数は十分あった。そのなかの一つを、私のためにあてがってくれた。料理も、彼らの話も、中部ジャワの風景も素晴らしく、その数日は私にとって、見るも聞くも、喜びと驚きの連続であった。

タルマンとは、よくダンドゥットゥのディスコにも行った。ダンドゥットゥというのは、インドネシアの音楽であり、スルーリンという竹笛、ドラム、そして弦楽器でアップテンポの曲を奏でる。ディスコでは、それに合わせて皆が踊っている。

後日判ったのだが、あの類の店は、女を求めて行く〝置屋〟のような所だそうだ。看護師たちに「昨晩のディスコは良かった」と、得意気に話をすると、初めはさんざん冷やかされた。しかし、音楽の自慢をしたり、学生時代の演奏の話をしたりしながら「良かった、良かった」を連発する私を、今度はからかい始めた。本当のことを知らないのは私だけであり、完全にタルマンと看護師たちのオモチャにされてしまっている。

だが、嬉しいことに、そのことがきっかけで、彼らと本音で話をすることができるようになった。それからは、インドネシア人ナースや医師の自宅に夕食に誘ってもらったり、一緒に屋台に出かけたり、イベントに参加したりするようになった。もちろん、意見や考え方が合わず、口論になったりもしたが、口論が仲違いの原因にはならなかった。完全に仲間として受け入れてくれたからだろう。

何も、食事をインドネシア人と同じようにしなさいと言っているのではない。でも、「これは美味しいですよ！」と言って差し出されたタフゴレン（豆腐の揚げ物）を、ティッシュに包んで傍らに置くようなことはしたくない。確かに屋台の皿の水もあまり衛生的ではない。でもリスクを避けるために、相手の好意を踏みにじりたくはない。

予防できることはしっかり予防することが大切である。デング熱を運搬する蚊は、昼間活動するネッタイシマカである。したがって、自宅の周辺に穴の開いたタイヤ、空き瓶、空き缶などといった、水の溜まりそうな物があれば、可能な限り片付ける。また、手洗いを一生懸命に心がける。体力を落とさないように、暴飲暴食は避け、運動を心がける。生水は飲まない。

そうした努力をしたうえで、自分の生活をエンジョイするためのリスクをきっちりと認識し、そのリスクを凌駕するものがあれば、あえて火中の栗を拾いに行く。それが、医療を行う我々だけでなく、外国に住んで、軒を借りる人にとって大切な考えだと思う。

医療活動にしても、彼らのシステムの中で彼らに心から受け入れてもらうことが大事であろう。

3 留学経験をもつ有能な医師たち

〝美しい手術〟に見るその技量

インドネシアの医療はほとんど信用できないので、重症化したら、日本に帰ったほうがよいと言う人もいる。しかし、本当にそうであろうか。

インドネシア在任中に、いくつかの緊急手術を現地の病院で行ってもらったことがある。その経過、結果、ともに素晴らしく、満足していた。

私がインドネシア人を大好きだからだろうか、どうしても彼らのことを信用してしまうところがある。実際、在インドネシア中に、多くのインドネシアの医師と仲良くなった。ドクター・ベニーは米国に留学経験のある医師である。ＭＭＣ病院での手術の合間に、*New England Journal of Medicine* を読み、最新の医学に対する情報収集を怠らない。ドクター・サントソは、月に一〇〇例もの心臓カテーテルを行い、ローター・ブレイターまで行っていた。彼らと話をしていても、その知識の深さに驚かされることがあった。

もちろん、インドネシアではケアが難しく、日本に緊急搬送した症例もある。また、知らない間にシンガポールに送られてしまって、冷や汗をかく思いをしたこともあった。

いくつかの症例をかいつまんで、紹介しよう。

一例目は、一歳の腸重責《ちょうじゅうせき》の乳児である。母親が看護師経験者であったこともあり、頻繁に私の診療所を訪ねてきた。嘔吐《おうと》を訴え、浣腸をしたら粘血便《ねんけつべん》であった。発症して六時間前後である。エコー下の整復《せいふく》も考えられるが、当時のジャカルタに、その技術を有する医師はいなかった。

母親と相談して、開腹手術を行うことにした。執刀医は先のドクター・ベニーである。日本への帰国も、話の上では出たが、それでは発症から二四時間以上も経ってしまい、腸を切除する確率が高くなる。腸を温存するためにも、現地での手術に踏み切る選択をする。手術は約一時間で終了した。もちろん、私自身も手術に立ち会わせてもらった。

執刀医が名医でも、コ・メディカルが慣れていなかったり、術前術後のケアに問題があったりする場合もある。しかしながら、グラハメディカ病院の手術場の看護師のオペ出し、備品の出し方も、執刀医の呼吸を踏んで、実にスムーズである。Occasional Surgery（まれにしか行われない手術）という言葉があるが、彼らの動きを見ていると、やり慣れているのがよく判る。過度の緊張感もなければ、気の緩みも認められない。美しい手術であった。

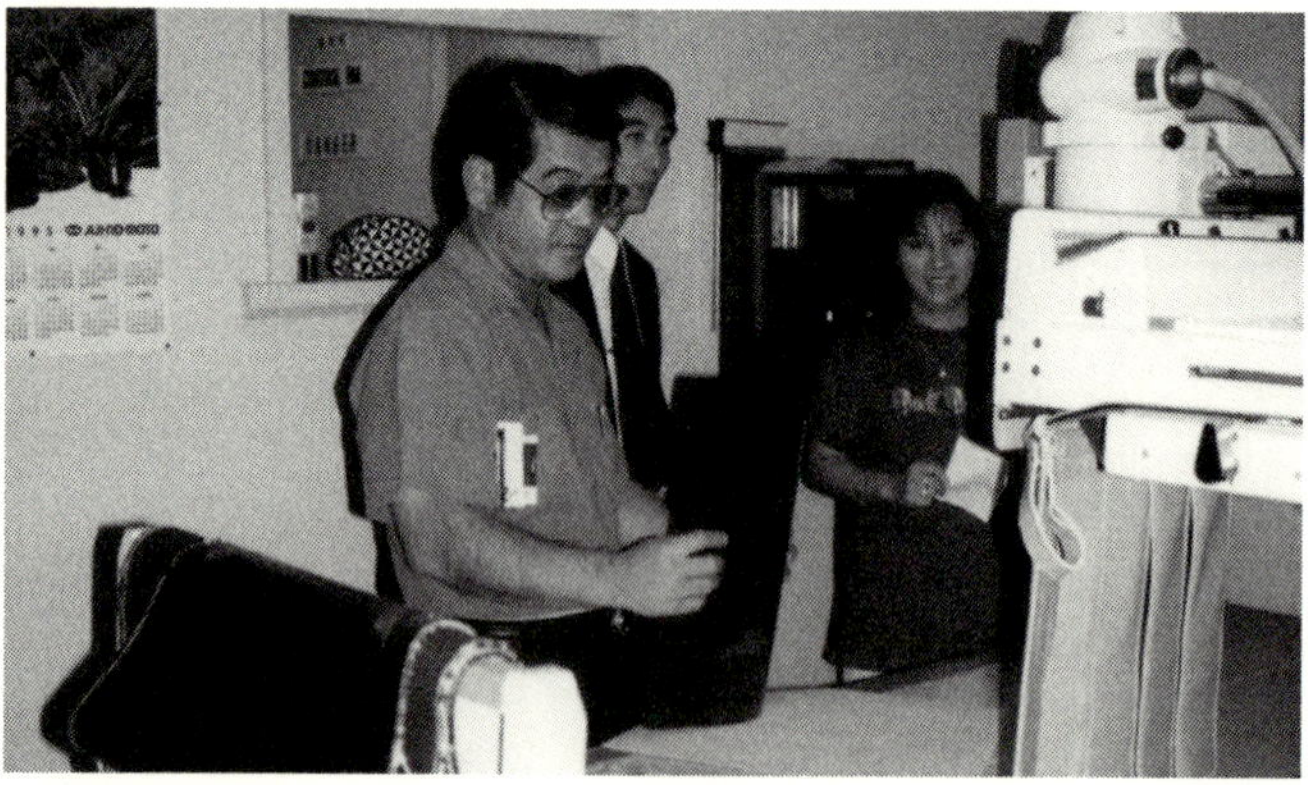

現地病院の視察

術後、主治医との間に、ちょっとした意見の違いがあった。「患者のHbが下がっているので、輸血をしたい」と主治医は言う。「術前の脱水が改善して、さらに輸液《ゆえき》で血液が薄まっている可能性が強いので、利尿期《りにょうき》に入ればこれ以上下がらないだろうし、もう少し様子を見たい」と私は反対した。同時に、当時のインドネシアの輸血による感染症への不安感もあった。

一歩も譲るつもりはなかったが、ドクター・ベニーは理由を聞いて納得すると、我々の意見に同意をしてくれた。インドネシアへ赴任したばかりであり、英語と筆記での必死の問答であったのを思い出す。その子は現在、静岡の小学校に元気に通っていることだろう。

二例目は、八〇歳の女性である。大腿骨頸部《けいぶ》骨折で、人工骨頭《こっとう》置換術を必要とした。高齢者の骨折で問題になるのは、長期臥床《がしょう》によるボケ（痴呆の進行）である。全国の寝たきり老人の一五%が骨折によるものであると言われている。保存的に疼痛《とうつう》管理を行うと、ベッドから動けなくなる。

飛行機での搬送を希望するかどうか、息子さんに話をすると、インドネシアで手術に踏み切ることになった。執刀医はドクター・トニーである。金沢大学の整形外科に留学した経験を持つ。ちなみに日本語も流暢に話す。メディストラ病院で手術を行った。開心術も行っている病院だが、その仕事の速いこと！　約四五分で人工骨頭置換術を終えた。下肢長差《かしちょうさ》も認めず、二日目からリハビリを開始し、ピックアップウォーカーから杖歩行へと移行していった。

寿命の長短は、それはそれで問題だが、それ以上に、QOLが大切であろう。すなわち、いろいろなリスクを正しく評価し、決断することが大切である。その後、息子さんと一緒に東京に帰られた。きっと元気にしていらっしゃるだろう。

もう一つ、一歳の女の子が、左薬指のDIP関節の遠位端《えんいたん》をドアに挟んで切ってしまった。ドクター・イナラムによる執刀である。エンゲージリングをはめる指を、できれば綺麗な状態でつないでほしいという母親の希望があった。ポンドックインダ病院で手術が施行された。今年の年賀状には、指のついた可愛い小学三年生がいた。

それ以外にも、インドネシアで手術を行った症例が数多くある。急性虫垂炎《ちゅうすいえん》の症例が最も多く、肛門周囲膿瘍《のうよう》、そけいヘルニア等。なんでもインドネシアで手術をしようとは思わない。でも、急性虫垂炎の場合、腹膜炎《ふくまくえん》を併発するまで待って日本に搬送し、手術をするなどという必要はない。この国にも十分に技量を備えた医師がいるし、コ・メディカルもよく訓練されている。

心筋梗塞《しんきんこうそく》の二例も、ミトラクルアルガ病院で心臓カテーテル検査を行い、緊急冠動脈《かんどうみゃく》形成術（Direct PTCA）を行った。急性期の心筋梗塞を飛行機に乗せる無茶はしたくないし、してはならないだろう。

現地の病気でびっくりしたことがある。あるメーカーの日本人職員だが、粘血便が出るという訴えで、私のところに相談に来た。大腸ファイバーをすると、S字状結腸にカリフラワー状のボールマンⅢ型の腫瘍が認められる。しかしながら、触ると堅さはまったくない。私は癌だと疑わないが、ドクター・バンドンはアメーバを調べてくれと言う。結果は陽性である。アメーバを駆虫すると、その後、腫瘍状に見えた大きな病巣（Mass）も消失し、彼の症状も、もちろんどこかに吹っ飛んでしまった。やはり、診たことのない病気については、日々そのような病気に接している彼らにはかなわないのである。

現地の病気は、現地で診てもらうほうが良いだろう。そもそも日本では、たとえ検査に出したとしても、アメーバやマラリアを見極めることのできる検査技師が一体何人いるだろうか。

日本に患者を搬送しなければならない場合もある

日本に送らなければならない患者も、もちろんたくさんいる。

解離性《かいりせい》大動脈瘤《りゅう》の患者は、スラウェシで胸痛《きょうつう》に見舞われた。心電図やその他の検査結果から、心筋梗塞を否定し、胸部大動脈瘤が強く疑われた。血圧を落ち着かせた後、ジャカルタから東京へとプライベートジェットを用いて、医師と看護師が添乗した上で転送した。その間、鎮静剤で寝かせた状態で、かつ輸液ポンプを用いて、血圧は一二〇ミリ水銀柱以上にならないようにした。この症例は、現地では難しいケースである。

四二歳のギランバレー症候群の患者は、症状としては、下肢の痺《しび》れと排尿障害だけであった。しかしながら、将来、呼吸筋麻痺が起こる可能性がある。そうなると、長期の呼吸管理が必要になるし、その前に血漿《けっしょう》交換をしたいのだが、インドネシアでは残念ながらできない。もし仮に、血漿交換ができたとしても、輸血による感染症の問題を考えると、この地ではしたくない。そこで、呼吸筋麻痺に至るか否かは明らかではないが、症状のない間に、日本へ送ることにした。

年齢は忘れたが、腸チフスの合併症で胸膜炎《きょうまくえん》を起こした女性患者がいた。彼女はインドネシアに来たばかりであり、英語もインドネシア語も話せなかった。当然ながら、インドネシアの看護師は日本語を話せない。

入院当初の二、三日は食事も摂り、笑顔も見せていたが、日が経つにつれ、その表情が変わっていった。看護師の一挙手一頭足に不安感が募る。自分のする質問は看護師に通じない。看護師の説明も、彼女には理解できない。疑心暗鬼のうずまくなかで、医療スタッフと彼女との信頼関係は完全に途絶えてしまった。

最も肝腎な信頼関係が途絶えてしまった状態では、医療の継続を望むべくもない。そこで、日本に帰国することとなった。

搬送の条件

患者を搬送するかどうかを決定する際に、ある一定の条件を設けていた。

・なぜ搬送するのか、搬送しなければならないのか
・いつ搬送するのか
・どこに搬送するのか。日本までか、シンガポールまでか
・どのようにして搬送するのか。民間機で、医療スタッフを付けて搬送するのか、否か。あるいはチャータージェットで、モニターをつけて搬送するべきか、否か

それらを十分考えて、搬送のメリットとリスクを天秤に掛ける作業をしなければならない。インドネシアの医療状況、シンガポールの医療状況、航空機による搬送のリスク、それに費やす時間とその間の患者の経過など、多くのファクターを考慮に入れ判断する必要があろう。

というのは、私がインドネシア赴任直後に、ある事故があった。チレゴンからジャカルタに向かう途中の事故で、左眼球突出、多発性肋骨《ろっこつ》骨折、頭部裂傷《れっしょう》の重傷である。この患者をすぐさまハリムからシンガポールに運んだ。重傷ではあるが、血圧などのバイタルは落ち着いていた。

この患者の移送は是か非か。私はあまり感心しない。眼球突出を伴う頭部裂傷となれば、当然、

頭蓋内出血は考えなければならない。多発性肋骨骨折であれば、気胸《ききょう》も予測されるだろう。飛行機には気圧の変化があるため、頭蓋内出血の増悪と、気胸が緊張性気胸へ移行することによる重症化が考えられる。

ほとんどのジャカルタ内の総合病院では、CTスキャンも胸部レントゲンも簡単に撮れる。したがって、リスクを正しく評価し、気胸があればトロッカーを入れ、頭蓋内出血の有無を評価してからでも遅くはないだろう。

もう一例が、高血圧性脳内出血の患者のシンガポール移送である。血圧がコントロールされないままの状態で移送を行うと、再出血により、その途中で大事に至る可能性が十分考えられる。プルタミナ病院のドクター・サティアネガラは、数え切れないぐらいの減圧開頭の経験を持つ。インドネシアで十分できる治療を、どうしてリスクを冒して、シンガポールに移して行うのであろうか。

患者が最も適した医療を受けられるようにすることが、我々に課せられた任である。インドネシアの医療は、平均的な実力としてはまだまだ遅れているものの、米国、ヨーロッパ、オーストラリア、日本などに留学し、世界のトップレベルの医療の中でもまれてきたインドネシアの医師たちもいる。彼らはすでに、そのスタッフの教育にも力を入れており、私の尊敬する医師も多くいる。

インドネシアを愛する一人として、温かくインドネシアの医療を見守っていきたい。

4　医療は特別なものではない、という思いで

インドネシアで成し得たこと

一九九七年三月、沖縄に帰るときが来た。メディカロカのスタッフや日本人会の仲間が延々二ヶ月にわたって送別会をしてくれた。いろいろな場面で出会った人たちが、インドネシア在中に起きた様々なことを酒の肴にして、話が弾む。

薬業界の協力を得て、予算を援助してもらい、ＩＪＭＳＣ（Indonesia Japan Medical Study Club）を立ち上げて、インドネシアの一般医の実力の底上げを試みた。現時点で効果が出ているとはいまだ言えないが、現在も続いているらしい。

その頃に、たいへん協力いただいたのが、先述のドクター・サティアネガラである。九州大学を卒業後、聖路加病院の日野原重明先生のもとでの研修を経て、さらに東京大学で勉強をした。彼の妻は日本人であり、メディカロカに日本人診療所が開設されるまでは、多くの日本人が彼に世話になった。私がインドネシアで仕事を始めた時も、プルタミナ病院の医師と引き合わせて

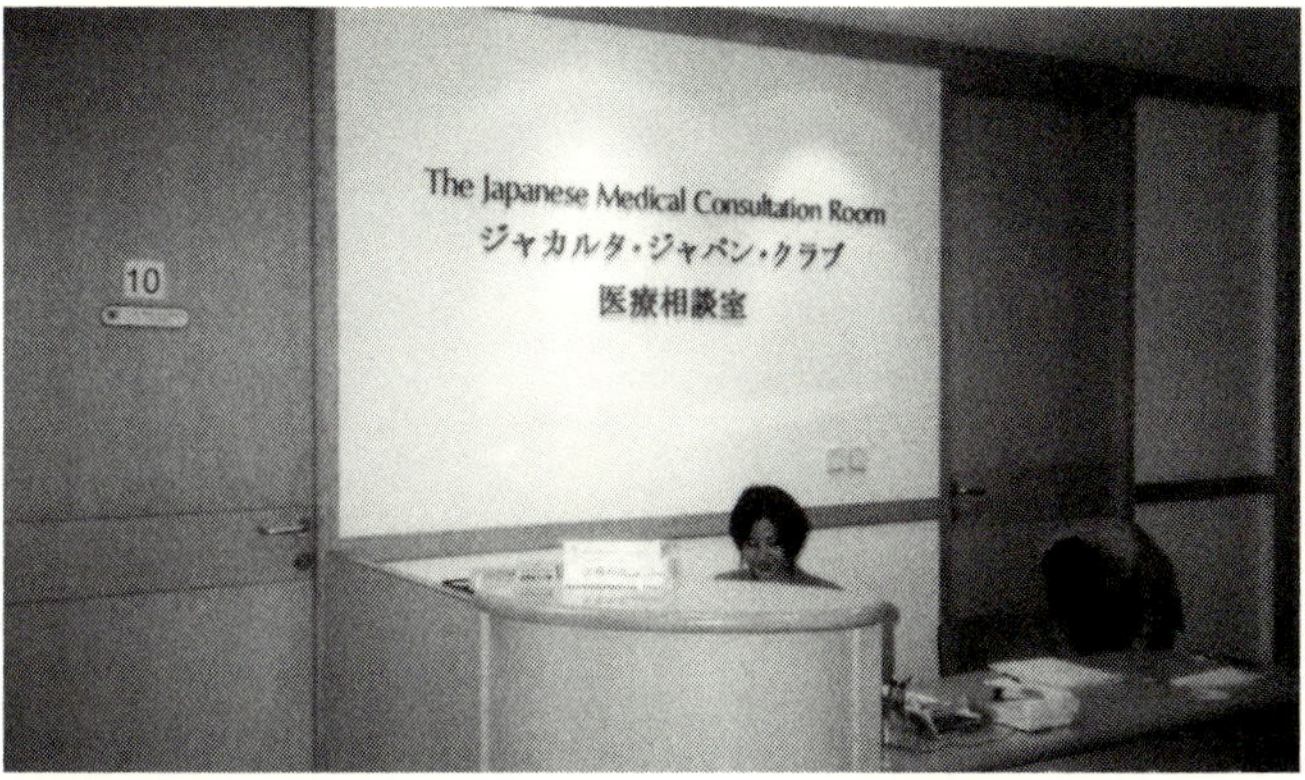

2004 年現在のジャパン・クラブ医療相談室の受付。

いただいたり、患者のことで色々お世話になったりした。プライベートでは、互いの家に招待し合うなど、家族を含め、面倒を見ていただいたものである。

　彼の素晴らしいところは、その学術面だけではなく、患者を診る際に、自分の範囲をきちんと把握していることである。というのは、彼は脳外科においては、インドネシアのみならず、世界の中でもオピニオン・リーダーである。しかし、患者が他科の疾患を合併している場合には、何の躊躇もなく、その科の専門医に教えを請いながら、一緒に仕事を進めるだろう。専門外だからと任せっぱなしすることはない。一人の患者に複数の疾患がある場合、疾患自体やそれぞれの治療法が、相互に影響し合うものであるということを、しっかりと認識したうえで、仕事をしているのだ。また彼は、スタッフとのコミュニケーションも大切にしている。私も色々と教えをいただいたものである。

　その他には、安全な輸血のために〝とまとの会〟を組

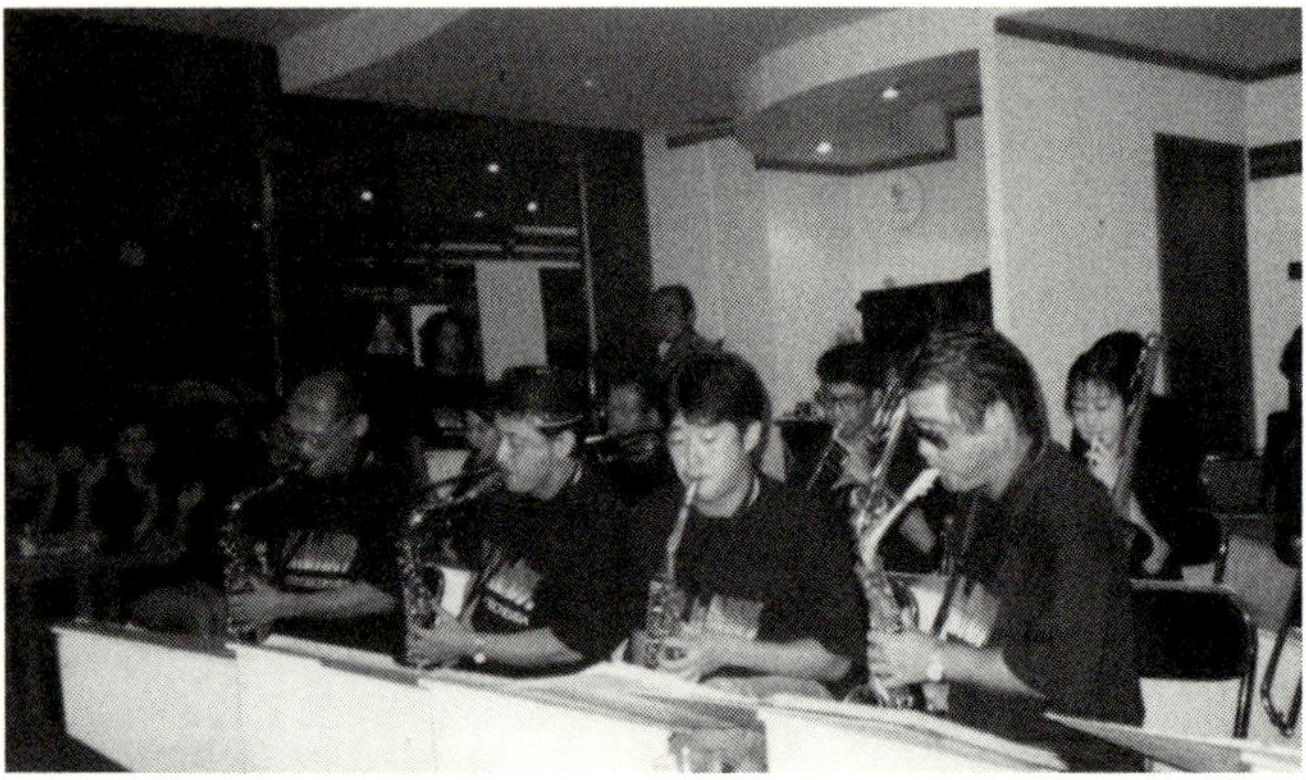

ビッグバンド、Galaxyとの共演(前列右から2人目が筆者)

織して赤十字に協力したことがある。当時、C型肝炎のチェックがないまま、輸血を行っていたが(B型肝炎ウイルスとHIVと梅毒のチェックのみ)、今ではほとんどの病院で感染症がチェックされて、輸血が行われている。

カロレス病院や、プルタミナ病院において、講義を行うこともできた。十分に楽しんで仕事をさせてもらった。

解離性大動脈瘤の患者をプライベートジェットで日本に運んだときは、台風を追いかけるような状況となり、給油のために、台湾上空で三〇分ほど待った。一五人乗りのジェット機であり、各種のモニターと看護師、そして救命のための器具を積み込んでの飛行である。

医療以外にも、楽しいことがたくさんあった。ギャラクシーというビッグバンドでジャズを演奏し、時には渡辺貞夫氏に練習を見てもらったこともある。B&Bの演奏会で、寸劇に駆り出されたこともあった。いろいろな出来事が酒の味を深くしてくれる。

村山総理が参加したインドネシアでのＡＰＥＣでは、大使館の医務官と協力した。アブディワルヨ病院のベッドを五部屋確保し、不測の事態に備えたが、ルームチャージの予算はないと言われ、閉口したこともあった。外務省は予算が少ないと言うが、今思うと、絵画や官邸の修理費といった無駄な金がだいぶ使われているように思う。

インドネシア五〇周年記念のジャパンフェスティバルには、沖縄から古典の踊りとエイサー、そして琉球国祭り太鼓を呼び寄せた。インドネシアの音階と同じ音階で奏でる琉球音楽とそのリズムは、インドネシア人にはよく受け入れられた。スハルト大統領が先頭で大太鼓を叩いてくれたことが思い出される。

約四年半のインドネシアでの生活は、振り返るとあっという間であった。いろいろなことが瞼に浮かぶ。私を支えてくれたインドネシア人と日本人会の仲間に、感謝してもし尽くせない。

四年半のブランクは大きかった

四月に入り、南部徳洲会病院で、再度、日本での医療活動を開始することになった。恩師、平安山英達先生のもとで、勉強することになる。

帰ってきてみると、四年半のブランクは大きかった。日本からインドネシアに、*New England Journal of Medicine* や『日本臨床』などといった雑誌を定期的に送ってもらって、勉強しているつもりだったが、降圧剤の使い方や、膠原《こうげん》病の治療に関する基本的な考え方等、いろいろな面で変化し、進歩しており、それについていけていない自分に気づく。

一人で勉強するには、どんなに頑張っても（頑張りが不足しているかもしれないが）足りないところがあちこちに見られる。なんといっても、疑問に思ったことを議論する相手がいない。インドネシアの医師と議論をしても細かいニュアンスや、言葉に表せない気持ちが十分伝わらない。医療技術の面で自分自身の遅れを感じた。では、日本の医療環境はどうなっていただろう。患者と医師の人間関係は。

先日、私の母親が大腸の腫瘍の手術をすることになった。そこで、医師の話に私も立ち会った。麻酔科の医師と主治医は、平易な言葉で三〇分以上かけて、母に細かい説明をする。母は神妙な顔で聞き入っているが、理解できているかどうか少々心許ない。説明を聞き終わって、病室へ戻る途中に母からこんなことを言われた。

「守樹！　とても丁寧に説明をしてくれたけど、お母さんの病気はとても悪い病気なの？　重症なの？」

母は主治医を心から信頼し、すべてを任せる気持ちになっていて、その気持ちは私も同じである。ゆったりとした気持ちで手術を迎えるつもりになっていたが、急に心配が頭をもたげたようだ。我々の日頃行っている〝ムンテラ〟（患者やその家族に対する説明や説得）なるものが、患者にどういう効果があって、どういう影響をもたらすのか、考えさせられる場面であった。この病院では、中心静脈にラインを取る時も承諾書を取ることになりそうだという。

　インフォームドコンセントが非常に大切なことであるのは十分理解できる。ただ現状のように、書類、書類、承諾書、承諾書と、年中書き物に追われ、肝腎な医療にかける時間がそがれるのでは、何か妙な気がする。「書類、書類で時間を取られ、余った時間で患者を診る」という仕事にならないようにと願う。

医師と患者の間に信頼関係を築く

　いずれにせよ、医師と患者（いや、どんな世界でも）の間に最も大切なものは信頼関係だろう。

　昨年、沖縄でこんな事件があった。中学三年生の生徒が集団で、同じ中学校の生徒を殴り殺してしまった。その中に女の子が一人いたが、その子は常日頃から、夜間にあちこちで遊び歩いていた。近所の大人は、そのことをずっと以前から知っていたのだが、「あの子はそんな子よ！知らん振りをしておきなさい」「あまりうるさくして、何かあったら大変よ！」と、注意をしようともしない。もちろん、なかには声をかけた人もいただろう。しかし、そんな風に皆に無視され続けると、疎外感を感じたその子たちが、疎外された者同士で集まるようになる。周りの人間は彼らを異様な集団として見る。非行少年と……。そうして、今回のような事件が引き起こされたのではないだろうか。

介護の世界でも同じような場面に遭遇する。一人暮らしで身体の不自由なお年寄りが、日常の生活に困っていることは想像に難くない。そういうお年寄りを何とかしようと考えたのが、今回の介護保険であろう。

しかし、その介護保険のために困った事態も起きている。以前であれば少ない年金で生活をしているお年寄りには、隣近所の人たちが「おばあさんは、今日はまだ姿を見せないが、元気かね～？」と声をかける。子供たちも定期的におばあさんのところにやってきては、「お母さん、ご飯食べた？　魚の煮付けとサラダを持って来たよ！」と声をかける。そうして、無意識のうちに、その無事を確認していた。

それが、介護保険施行以降は、ヘルパーが定期的に一人暮らしのお年寄りの家を訪問し、食事介助をしている。悪気はないだろうが、知らないうちに、次第に人足も遠のいていく。そのお年寄りにしても少ない年金の中から、食事の材料代を毎回定期的に出さなければならず、久しぶりに孫が遊びに訪ねて来ても、小遣いをあげる楽しみもなくなってしまっている。何かおかしい。

インドネシアの〝ゴトンロヨン〟ではないが、隣組の助け合い、すなわち、互いに関心を持ち合う必要がないだろうか。個人としてではなく、集団として、その社会を構成していた沖縄がなくなってしまい、互いに無関心になっていることに気づく。

医療は特別なものではなく、社会に根付くものでなければならない。そして、周囲の人々の存在を互いに確認し合うような社会になるように、医療者として何ができるのだろうか。

「オッ！　元気になったな〜！」「おじいさんはご飯を食べれるようになったかな〜」「こら、買い食いばかりしていると、夕ご飯が入らないよ！」「中学生がこんなところで煙草を吸っていていいのか？」

顔を真っ赤にして、本気で声を掛け合うこと。これが、ホームドクターとしての自分の仕事かもしれない。

相手を信頼する。決して無関心にはならない。そのことが医療の現場においても、患者と医師との間に壁をつくったりせずに済む、大切な要素ではないだろうか。私たちが診なければならない相手はあくまで患者であり、そのために必要な勉強は絶えず続けなければならないだろうし、文書や、病気だけを相手にしてはいけない。

日本に戻り、開業をした。〝自分なりのベストな医療とは？〟をテーマに、これからも五里霧中のなかを歩むしかないのだろう。

4章

〝巨大な実験〟、中国の医療改革を前に考えたこと

渡辺浩司

1 僻地診療をめざしたものの……

なぜ？

二〇〇三年十一月、福島県只見町診療所の医師が過労で倒れ、診療所の存続が危機にあるというニュースが流れた。大学から派遣されていた二名の医師が、契約終了となった後の補充に苦労し、最後は所長医師一名で従来（三名体制）の業務を続けたものの、やはり重過ぎる負担であった。

狭い日本ではありながら、地方・僻地の医師不足（および不在）は、いまだに解消されていない。只見町のように、その地域で頼りとなる唯一の医療機関が突然診療休止となる例も、稀ではないのが現実だ。世界でトップクラスの経済力を持ち、科学・技術力も世界に誇る国でありながら「なぜ？」というのが、私の素朴な疑問である。

「何でも屋」になろう……

一九九一年に医師国家試験に合格した。専門家をめざすよりも、何でもこだわらずに診て、相談に乗る「町のお医者さん」をイメージして、研修先を選んだ。家庭医あるいは総合医と言われていたジャンルに近い医師像を目標にしたと言える（私の能力では、一生達し得ない目標ではあったが…）。卒後一年目に、神奈川県の茅ケ崎徳洲会総合病院でローテート研修（内科・外科・小児科・産婦人科・救急当直）を行い、その後、京都府の市立舞鶴市民病院に移り、内科全般の診療に従事して、六年余りを過ごした。整形外科・眼科・耳鼻科などといった科目の研修には不足していたが、この時点で僻地診療の現場に身を置くことに決めた。

「なぜ日本の僻地医療問題が解決しないのか？」

「やってみなけりゃわからない」

素朴な疑問の答えを見つけるための単純な発想である。

瀬戸内の小島へ

一九九八年六月、広島県の呉市に近い瀬戸内海に浮かぶ島、上蒲刈島《かみかまがり》に赴任した。人口約三〇〇〇人、町立の無床診療所だ。フェリーで一五分もあれば対岸に着く。橋でつながった隣の島（下蒲刈島）には、五〇床規模の病院もある。決して絶海の孤島というような環境ではない。島全体の保健・医療を見渡す責任を持つことが、課せられた任務だ。

実際に仕事を始めてみて、細々とした不便を感じることは確かにあるものの、日常診療に大きく差し支えるほどのことはない。都会のように、なんでも手に入る生活は望めないが、スーパーやコンビニはなくても、地域の商店や生協の配達で、日常生活に困るということもない。海に囲まれ、自然は豊かだ。

残念ながら、看護師が約束どおり配置されなかった。診療所に対する町長の姿勢に不信が日に日に募っていった。そんな頃、日本医事新報の求人欄に「中国大連市で診療に従事する邦人医師募集」の広告を見つけた。試しに応募したところ、最終候補に選ばれた。ここで我慢を続けて、先が拓けるのを待つべきか。悩んだ末に、新しい世界へ飛び出す決断をした。

2 忙しい医療コーディネーター業

春節の大連

パッパパパパーンと炸裂する爆竹の音に続いて、ドーンドーンと腹の底に響く爆音が間近に聞こえる。窓のすぐ外で、まぶしい光が輝いた。窓から見下ろすと、人民路の目抜き通りに立つホテルの歩道から、打ち上げ花火が上がっている。現地の下見に訪れたところ、たまたま春節（中国の旧正月）の時期と重なっていたことに気が付く。中国各地で禁止となった春節の爆竹も、ここ大連は例外らしい。

新旧が入り混じり、経済成長の只中にある大連。数年前にはなかったという外資系のマーケットやデパートも現れており、必要なものが手に入らないという不満を在留邦人が痛切に感じる時代を、ここではクリアしつつある。危険も顧みずに街区のあちこちで次々と打ち上げられる花火の彩りに、伸びようとする都市の勢いを感じた。

家族を連れて

二〇〇〇年三月下旬、妻と二人の子どもを連れて、大連空港に到着した。大陸が近づき、朝鮮半島を横切る時に、飛行機の窓から見下ろす山並みが茶色く、緑の見えないことに驚く。改めて日本の森林が豊かであることを感じる。春到来前の大連も、上空からの眺めは土色のモノトーンが浮き立つ景色であった。「こんなに緑のないところは辛抱できない」という妻の言葉にドキリとさせられる。

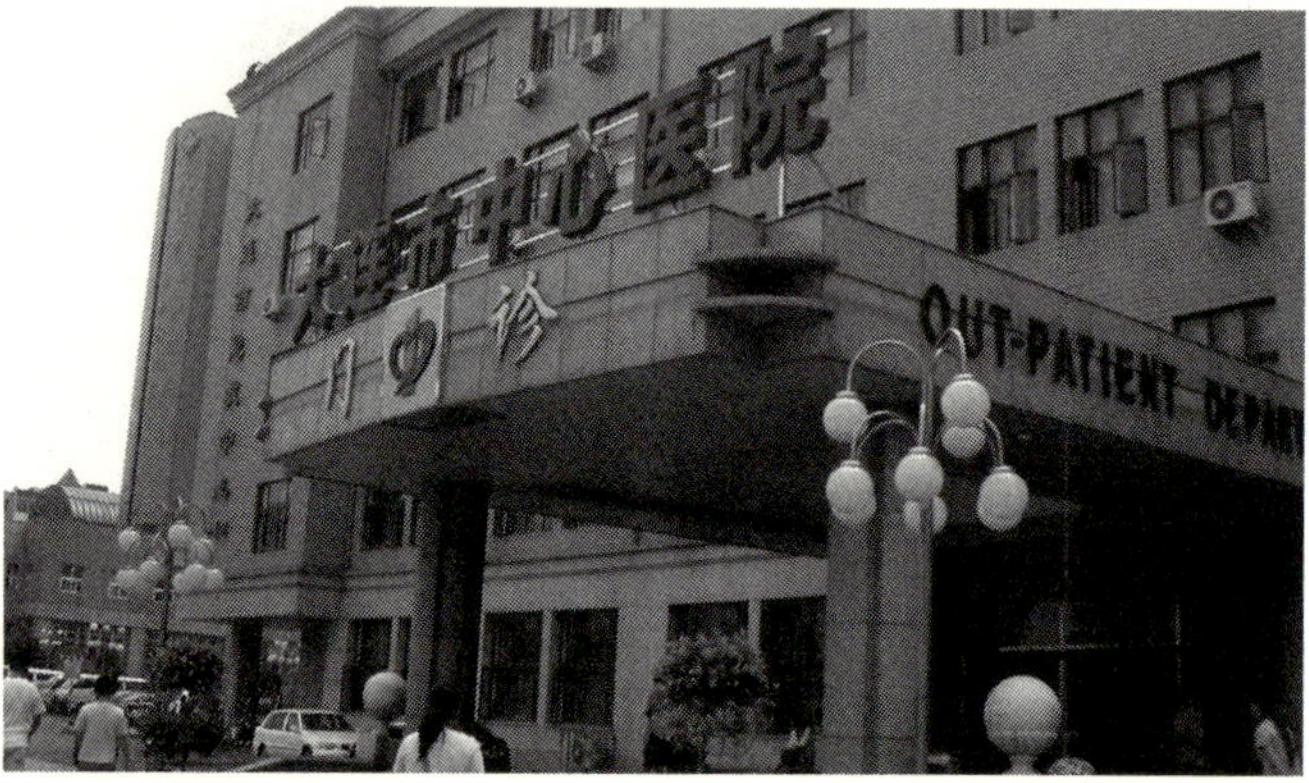

大連中心医院の外観

その後、市内のショッピングルートを案内したが、日本スタイルにかなり近いと思えるマイカルデパートを見てもらった後も、妻に明るい表情はない。「思ったよりも辺鄙《へんぴ》なところではないでしょう?」と言おうと思っていたが、やめにした。これからの「生活」を考える主婦の気持ちは、男には決して思い至らないものであると反省した。子どもはまだ六歳と四歳。初めての飛行機旅行にはしゃいでいるだけであり、こちらにはあまり気を遣わずに済みそうだ。

レトロ?なオフィス

大連市中心医院(市立センター病院という意味になる)は、七〇〇床レベルの総合病院であり、その別棟の一室に間借りする形で、日本人医療相談室はあった。

別棟と言えば聞こえは良いが、病院の小さな裏門をくぐってすぐの事務棟二階だ。もともとは外賓向けの特別入院施設として建てられたものであるが、あまり使われずに事務棟に転用されたようだ。バスルーム付きの居室に前室という二間一ユニットで、二部屋が与えられており、待ち合い、診察室、点滴室、看護師休憩室とに、一間ずつが当てられていた。

形式的にはホテルの二部屋であるが、中身は時代がかっており、よく言えば昔の洋館の一室、人によっては何か出てきそうな感じのする雰囲気である。建築の質、手入れ、内装や調度など、明るさと清潔感を期待する邦人利用者には、足を踏み入れた途端に戸惑いを感じるように思われた。しかし、TVの刑事ものに出てくる取調室のように、殺風景な感じのする一般的な診察室と比較すると、かなり待遇の良い部屋といえる。満足するわけにはいかないが、現地の事情を斟酌したわきまえも必要である。

訪れる人たち

こんなレトロ(?)な診療室のためか、受診者はポツリポツリとしか訪れない。一日五名前後と、非常にのんびりペースである。二人の看護師も新聞を広げたり、日本語会話の教本やら、毛沢東思想の教科書を読んだりして、時間を潰している。こちらもカルテの整理や受付のマニュアル化など、やるべきことはあったので、それなりに時間は過ごせた。

仕事を作ってしまうのは日本人の悪い癖であり、大陸人の鷹揚さを見習うべきかとも思われるのだが、今もって何が良いのかわからないところがある。社会背景によって人は左右されるものであり、郷に入れば郷に従わざるを得ないというのが、一つの前提ではあろう。

後には徐々に来室者も増え、顔なじみの方も多くなった。市内からは、銀行やホテル、販売、サービスといった業種の方や、領事館員、日本人学校職員、語学留学生、旅行者、出張者といった面々である。郊外に位置する経済技術開発区からは、メーカー系企業を主とする社員・家族といった方々が訪れる。企業戦士というような立場の方とのお付き合いから、日本の海外進出の現実を垣間見るという社会勉強ができたように思う。大連に住みついておられる方なども一部お見かけし、時には英語圏の方や現地の方が訪れ、それなりに国際色のある診療に携わる結果になった。

日本人医療相談室が邦人以外にサービスを行う義務はないのだが、これも「情けは人のためならず」。診療拒否などして、日本人の国際的イメージを貶《おとし》めることはしたくないというのが、こちらの気持ちであった。

大連は有望な投資先となっているようであり、日本以外の外国企業も人員を派遣している。こちらは片言の英語で対応するのだが、言葉の問題とともに、おそらくは診療のスタイルやロジックがより近しいと感じたのではなかろうかと思う。大連での日常生活を満喫しているように見える彼らにとっても、医療文化の面では戸惑いの多い土地であったのだろうと推測された。

病院サービスの状況

一日たかだか一〇名程の来室者であっても「かなり大変」だったというのが、正直な感想だ。北京や上海にあるような独立外人専用クリニックとは異なり、大病院の一部門という立場である。検査や他科診察は、全て本院内で対応することになる。

看護師が院内の案内と通訳をすることになっているのだが、言葉と文化の問題が大きく、レントゲン一枚を撮るにせよ、トラブルが起きないかと冷や冷やするのが常であった。なにしろ現地の患者さんたちで溢れかえる廊下で、長時間待たされることが常であり、中国語の呼び出しでは、いつ呼ばれるのかわからないといった不安が強い。必ず読影を行ってからフィルムを返すというシステムになっており、その間も待って、看護師がやっと患者さんを診察室に連れて帰るのは、一時間ほど経った頃である。

邦人の患者さんにとってみれば、なぜこんなに待たなければならないのかわからず、暗い廊下の硬いベンチに座って待たされているという具合だ。節電のためか、文化の違いか、廊下や階段は暗いし、冬は隙間風でとことん冷える。待つ身のつらさは、実際について行けばよくわかる。

致命的なのは、案内の要領が悪いことだ。付き添う看護師の日本語能力も限りがある。レントゲンの器械の前に立つ位置や着衣といった、検査時の説明から不明瞭であり、患者さんはどうすれば良いのか戸惑ってしまう。これがCTやMRIにでもなれば、なおさらだ。超音波検査の場合は、カーテンもなく、隣同士が丸見えのうえ、枕元には次の順番を待つ患者さんがずらりと並ぶざわめきの中で行われていたから、プライバシーを気にする邦人患者にはたまらない。

長い時間待たせる場合には、なぜ待たせているのかをちょっと説明すれば安心してもらえるはずだが、そうしたサービス精神は一般的ではないようだった。時には、院内での他の用事を済ませるために、患者さんを待たせたまま、看護師がいなくなってしまうこともあったようだ。事情を説明しておけば納得できることもあるのだが、何も言わずに独りになった患者さんは不安に陥る。

その後、看護師の接遇教育が大事と、努力を続けた。言葉遣いをよりなめらかにすることを考え、受付・案内・説明などの定型的な日本語の文例を作り、暇を見つけては練習を続けた。異国の地で病院にかかる来室者の不安を和らげ、心を解きほぐすことが何より大切であり、それは言葉ひとつで左右されると考えたからである。ある程度、効果は上がったものの、結局、「これは大丈夫」という場合を除いて、自分も患者さんに付いて動くようにせざるを得なかった。

特に専門科医へのコンサルトを行うときには、診察に立ち会うことを原則とした。診断やそこに至る過程、治療内容に十分納得のいかない場合があることが、理由の第一である。また、言葉の問題から、診てもらうべきところを診てもらわずに、何の診察に行ったのかわからないこともあったりする。これは言葉の違いだけでなく、医学・医療技術・文化の相違や用語・概念の違いといったものも、背景にあるように感じた。

特に困ったのは、診断名が出されても、その根拠をなかなか説明してもらえないことがたびたびあったことだ。これを改善するために、いちいち診察に同行して、診察医師に必要に応じた質問を行い、所見等を確認するようにした。処方される薬も、診断に見合った適正なものかどうかを必ず確認するまで、患者さんに待ってもらうことにした。

「よろしくお願いします」と紹介状を書いて、患者さんに渡しただけでは、検査も他科診察も、問題多くして益少なしとなる可能性があるのだ。超音波検査室では、検査技師に質問をする形で壁となって患者さんを守り、ＣＴ検査では息止めの号令を手伝ったりなど、できるだけ違和感・不安感を取り除くべく立ち振る舞うこともしなければならない。

こうした突っ込みは、言葉の通訳ができるだけではなく、医療知識がなければ、間違いの元であったので、自分で出て行かざるを得なかった。診察と投薬だけで終わるような、自分の手元で済む患者さんの場合は楽であるが、一〇人のうち三人は、なんらかの手をお借りすることになる。

歯科治療や外科処置などは、患者さんの不安感も強く、付きっきりとなることが多い。医療コーディネート業に費やす時間がやたら多いというのが、この診療室の忙しさの所以である。

3 往診はつらい――医学・医療・文化、言葉の壁――

計り知れない底力

ついついネガティブな面を書き並べてしまったが、改革開放路線が進められてから二〇年余りが経ったとは言え、中日の経済力の差はまだまだあった。この経済格差が、そのまま医療分野にも反映されていたと言えよう。一般の生活意識から大きく隔たった設備やサービスが行われることは難しく、これは日本でも同じ道をたどってきたものであろう。少なくともアメニティとサービス精神の面で、邦人が安心してかかれる病院がなかなか見つからないというのは確かである。今後の経済発展によって、この点は大きく変わり、いずれは日本を追い越すことになるのではないかということについては後に触れたい。

西洋医学を主とした大手病院は、大連市街地だけでもすぐに一〇箇所は数えられる。都市での医療のインフラ整備は、すでに一定のレベルに達しているのだ。高い技術レベルや高度な医療機器も備えながら、まだ全体の釣り合いが取れていないために、医療全体の見劣りを招いているという状況にあるが、その底力は計り知れないものがあるというのが私の見方だ。

たとえば、大連市中心医院の循環器内科（五〇床＋CCU六床）で、心筋梗塞《しんきんこうそく》の内科的治療を見ていると、アメリカの標準治療方式に従った薬剤の選択や治療判断が行われており、心臓カテーテルも盛んになってきていた。当時の心臓カテーテル（検査・治療）施行数は、約二〇〇件／年（そのうち、風船による血管拡張術約八〇件／年、ステント留置約一〇〇件／年）となっており、経済レベルの上昇や保険制度の充実、医療制度改革に伴って、こうした高度医療もますます普及していくであろう。

また、人口約五〇〇万人（市街地人口一五〇～二〇〇万人）の大連市だが、約一五の施設で透析が行われており、四〇〇～五〇〇人ほどの患者さんが透析を受けているという話であった。西洋医学の標準的な医療をそつなく取り込みながら、国力・体制を見合わせて、発展の機会を窺っているように見えた。

日本人医療相談室の開設

大連市中心医院日本人医療相談室の開設は一九九七年六月である。大連駐在の日本人社員・家族の健康不安を解消すべく、大連日本商工クラブが中心となって開設された。㈶海外邦人医療基金に支援の要請があり、現地政府との協力を得て、大連市の基幹病院である大連市中心医院内に設置されることとなった。自立までの経費負担については、上記基金の援助を受けており、非営利的な趣旨の運営となっている。

中心医院から日本語の素養を持つ二名の看護師が選ばれて、横浜労災病院を中心とした滞日研修を行い、専属看護師（兼通訳・事務）として配属された。そして、大連駐在者待望の日本人医師として、継松秀太医師が初めて赴任した。さらに、一応の体制が整った状態での継続派遣という形で、二代目として、私が派遣されたのである。

医師資格

中国内で医療行為を行うに当たっての許可証は、特別な計らいで与えられたものであったようだ。それまで制度の整っていなかった中国内の医師資格について、私の赴任の頃から試験制度が導入された。ほぼ同時に、外国人医師の資格認定についても、試験制度が基本となる方向であったが、私の赴任に当たっては適用されていない。

中心医院内で、内科の診療のみに携われるという規定があり、全く自由な医療活動が許されているというわけではない。実際には、何であってもできる限り対応する必要もあるが、越えざるべきところは越えずという微妙なバランス感覚が求められ、海外で医療活動を行うことの難しさを感じた。

言葉の問題

中国語の勉強は、ほとんどする暇がなかった。通訳はあるのでいいということであったが、やはり日常的にも、仕事の上でも苦労した。

住まいは多くの外資系工場が集まる経済技術開発区にあり、市街地にある職場までは、高速道路を経て約三〇分の道のりである。言葉の通じぬ病院運転手と車内に閉じ込められる行き帰りの時間は、カゴの鳥になったようなものだった。時には所用で、行き先変更を命じなければならないこともある。忘れ物を思い出して、とっさに引き返そうにも言葉が浮かばない。運転手が外を指差して何か言っているが、ピンと来ない。中国語の研修を受けずに飛び込んだのは、やはりつらかった。

診察室に入れば、日本語の通じる看護師二人がいるものの、やはり細かなところで行き違いは起こる。生活・文化背景が異なれば、同じ言葉でも上っ面しか伝えきれないことが多い。その他の病院スタッフとは、まさに筆談状態となってしまうので、検査依頼や他科への相談を独りで行うのは困難だ。

一年ほどすると、べらんめえ調の片言で、買い物程度はできるようになってきたものの、細かなコミュニケーションは不可能であった。自分自身が中国語を使えれば、ずっとましな仕事ができたであろうと思うが、仕方がない。

つらかった夜の往診

つらかったことと言えば、夜間・休日の往診依頼であった。通常勤務中であれば通訳・交渉係として働いてくれる、相談室の専属看護師はいない。いつ事故や犯罪に巻き込まれるかもしれず、ニーハオ、シェシェ程度の中国語しかわからなかった私にとって、夜間にタクシーを捕まえて現場に向かうのは、命が縮むような思いのすることであった。タクシーの運転手が高速料金を節約しようと脇道へ出ることがあり、一体どこへ連れて行かれるのかと、夜中に冷や汗を何度もかかされた。居留証（身分証明証）を持たずに飛び出してしまい、検問でどのように言い訳をすればいいのだろうかと、びくびくすることもあった。

呼ばれた先のホテルのドアをノックして、飛び道具が出てこないことを確認すると一安心だ。見知らぬ相手先への往診には、いつ何が起こるかわからないという気構えを要した。旅行者や短期出張の方の中には、システムを理解しておられない場合があり、ボランティア医師とでも勘違いをされたのか、請求のできなかったこともたまにあった。

診察も、聴診器と手持ちの薬だけで済む場合はいいが、病状によっては現地の手近な病院を利用しなければならない。こんなときには、医療知識のない通訳でも、いるだけありがたいので、何とか探してついて来てもらう。会社やホテルの通訳が出てくることが多い。

あれこれと気を回しながら、医療現場に慣れない通訳を介して、現地医師にポイントを押さえて病状を伝え、最善の医療をしてもらえるように方向づけるのは、なかなか骨の折れる仕事であった。思うに任せず、胃がキリキリとすることもたびたびだったものの、現地の親切な先生方に多くの人を助けていただいたことが、それ以上に鮮明に思い出されてくる。

日本語を話す医師たち

前任医師の紹介により、日本に留学経験があり、日本語を堪能に操る現地医師（循環器内科、婦人科、泌尿器科、歯科）との連携が取れたことは心強かった。日本の医療や文化・習慣をよく理解しておられ、納得のいく説明や対応が得やすい。それぞれに専門の場面で様々な相談をお願いした。その後、他にも日本語を話す医師を少しずつ知ることになったが、そうした方々とのネットワークシステムを作りえなかったことは心残りである。

こうした方々を除いては、通訳を介した中国語でのやり取りとなるため、医学上の意思疎通が正確に行えたかどうかは、はなはだ疑問である。英語も意外と通じないので、中国語が命の綱である。中国語のできない私にとっては、その場にいる通訳にいかに動いてもらうかが勝負であった。

古典的、基本的な治療薬は、一通り手に入る状態だったが、赴任当初は製剤やパッケージがしっかりしていない薬が多いという印象をもった。その後、外資系メーカー品の増加や現地製薬企業の技術力向上に伴って、見た目も良いものがどんどん増えていった。

新薬もかなりのものが手に入り、物によっては日本より早く導入されており、認可のスピードが速いように思われた。バイアグラも主任医師のサインをもらって処方できたし、ノボペンも内分泌病棟経由で手に入り、「インスリンを忘れてきた」という糖尿病旅行者にも対応できた。

問題は、薬品のパッケージや説明書が中文表記であるために、内容がすぐに確認できないことであった。例えばアモキシシリンは阿莫西林、ニトログリセリンは硝酸甘油と記載されており、何とか推測できるものの、纈紗坦（バルサルタン）や雌二醇（エストラジオール）はわかり難い。漢字で書かれた薬の名前を、ひとつひとつ英語に戻していかないと理解ができず、逆に現地の調剤室スタッフに問い合わせるときには、薬の名前を漢字に直して質問をしなければ、キョトンとされてしまう。

使わなければならない薬をリストアップし、中文表記・ピンイン（発音）・英語表記の対照表を作るのが、診察の合い間に行う毎日の作業となった。辞書と薬学書を数冊並べてにらみながら、中国語で書かれた薬学書の本文の中から、カッコ書きのように添えられた英語表記を探していく。

いくら探しても英文表記が見つからないことも度々だった。

ＭＩＭＳの薬品手冊を入手してからは、随分楽になったものの、こんなことから手作りで行わなければならない。中国の医学・医療事情を把握・理解するのに、言語の壁は大きい。

薬局に問い合わせをすると、商品名がわかっても成分名が答えられなかったり、適応症がわかっても、どのような系統・作用の薬かを問うと、返答に窮するといった場面が多かったりと、結局その場にある薬をいくつか借りて、説明書きを確かめては、必要な薬を選ぶようにした。パッケージの裏面に、ごく短い注意書きのみ記載されていることもあるなど、国産の薬剤の添付書には簡単なものが多く、薬の選択には慎重にならざるを得なかった。

4 外国人向けクリニックの進出

命の沙汰も

日本の受診システムと大きく異なって戸惑うのは、前払いの会計システムであろう。まず、受付会計で基本診察費を払って、レシートを受け取ってから診察を受け、検査が必要ならまた会計へ戻って、必要な支払い後に検査を受ける。注射や点滴も、薬剤を窓口で買って処置室へ戻るというのが一般のシステムである。常にお金が先の原則だ。急患であっても持ち合わせがないために放置されるという現場も見た。入院中のデポジット（前払い金）が切れたために、薬剤投与が中止されそうになるといったこともあった。

こうしたときにキャッシュレスサービスのできる海外旅行傷害保険は、現金払いをしなくて済むので、治療がスムーズに進むという大きな価値がある。通訳・アシスタンスや日本への移送など、周辺サービスも有用だ。保険はいざというときの最低限の備えではあるが、個人・企業を問わず、未加入の例をしばしば見かけた。リスク管理にまだまだ疎いというのが、日本の現状と思わざるを得ない。

受療傾向

それまで携わっていた過疎地の医療と比べて、大連の診療所では若い世代の受診者が断然多く、疾患としては風邪症候群が二割、急性胃腸炎が一～二割、外傷が一割程度というのが、主な内訳である。

皮膚感染症も五％程度と目立っていた。衛生状態が良くないためか、あるいは乾燥した気候と強い日差しという条件が、皮膚に影響を与えているのだろうか。

高血圧症の受診も五％程度みられた。大連駐在員には五〇代以上の高年層も多くなっており、慢性疾患を抱えた方もかなりの数になるのではないかと考えられる。

A型肝炎の流行が毎冬にあるが、残念なことに予防注射を受けていない日本人駐在員・出張者が多かった。日本の海外旅行医学が未発達であることを示す、憂慮すべき事態であろう。なお、中国本土でA型肝炎は隔離入院の対象であり、伝染病院（療養条件は良くない）に入院という決まりであった。

淋病、梅毒といった古典的な性行為感染症も当地では依然多く、邦人にも影響はおよぶ。尿道炎等で受診される方の多くが「思いもよらぬ」と考えていたが、そのほとんどが誤った予防知識を有していた。性病に対する知識や認識に欠けるのは、ボーダーレスの時代にふさわしくない。各企業の健康管理部門の課題の一つであろう。

たとえば中国のHIV感染者は、二〇〇〇年時点で六〇万人と推計されており、買春ツアーまがいのサービスに乗るのは自殺行為と考えなければならない。日本も国家として対策を徹底しなければ、AIDS禍で国を滅ぼすのではなかろうか。

骨折や腱《けん》断裂、虫垂炎《ちゅうすいえん》、外傷性網膜はく離など、外科的治療を要するものや、出血性胃潰瘍、急性心筋梗塞、深部静脈血栓《けっせん》症など、入院を要する重篤な疾患では、治療の経過を見守りつつ、現地で行うべき治療と帰国との判断を適宜行った。

くも膜下出血で「一週間ほどして、脳の腫《は》れがおさまってからでないと、手術はできない」と言われ、胃の縮む思いをしたこともあったが、幸い再破裂もなく手術にこぎつけ、後遺症なく復帰された。治療方針について彼我の違いを感じることはいろいろあったが、多くは医療物資・体制の相違に起因するものと思われた。

予防注射

予防接種は広く制度化されており、病院ではなく、居住地域の「防治站《ぼうちちょう》」(保健所のようなもの)で受けるように決められているが、施設環境およびワクチンの品質面で不安があるため、推奨しにくいという事情があった。法規上、相談室で独自に予防接種を行うことは難しかった。

無理を承知で、現地検疫局の検診センターにお願いをしたところ、在留邦人の予防接種について、特別な取り計らいをしていただけるようになった。数種の予防接種について、国際的に利用されている輸入ワクチンを用い、外人向けクリニック並みの施設で行っていただけることになった。大連市関係者の特別なご好意で実現したことを改めて強調したい。

本来は赴任する前に予防接種を行うか、あるいはワクチン接種のために、帰国する機会を設けるなどの対策を取るのが妥当という話になる。しかし、具体的な方針を定めている会社は非常に少ないように思われた。北京、上海などの外国人向けクリニックでは、特別なルートで輸入したワクチンの接種を行っているケースもあるが、現地政府の許認可については曖昧なようであった。

遠隔医療相談

遠地でのトラブルについても、電話その他での相談をたびたび行ったので、一例を示す。

大連から四〇〇キロ離れた地方都市で、会食中に気分の悪くなった邦人出張者があり、随行した大連駐在員から深夜に携帯電話で連絡が入った。搬送先の病院が現地では最高レベルであることと等の情報を伝え、状況から脳血管障害の可能性が高いことと、対応はCT検査の結果によって異なる旨をお話しし、翌日CTのフィルム（デジカメ画像）をEメールで受け取った。

やはり脳出血を起こしており、現地の医療状況を勘案しながらアドバイスを行い、日本の専門家とも連絡を取りながら、メールと携帯電話で現地とのやりとりを重ねた。結局、安定した状態になるのを待って、日本での治療に引き継ぐことができ、一息ついた。

救急センター

いざと言うときに、救急車は当てになるのかという質問があったこともあって、「大連市救急センター」を見学した。

救急の電話番号は「120」である。救急センター四階の司令室につながり、五キロ半径ごとに設けられた支所に、救急車の出動司令が出される。有料であるが、ドクターカーが基本である。同センターに入る「120」の呼び出しは、おおよそ一日六〇～七〇件。市街区の四主要施設に所属する救急車については、GPSを使った所在管理が行われていた。

実際に救急車に同乗することができた。乗員は医師、看護師（二名）、運転手の四人。救急車内の基本装備はシンプルなものであり、病状などに応じて高装備の車を使ったり、必要な機器を積み込んだりするようだ。

センターから四キロほど離れたアパートに一〇分足らずで到着した。一人の看護師が心電図を取り、別の看護師は血圧を測り、酸素を与える。酸素は大きな空気枕のようなものに入れられており、容量はともかく、携帯には便利なように見えた。家族の了解を取ったうえで、直近の医科大学病院へ急行した。担架で救急室内へ運び込むと、連絡を受けて待機していた看護師たちが手際よく処置を始めた。

救急車の台数が不足しているために到着が遅れることもあるなど、いつも理想通りとはいかないようだが、大連市街区に限定すれば、なかなかのサービスが行われていると言える。邦人にとっては言葉の問題で利用しにくいという難点があり、手近な車で走ったほうが早いということもある。また、郊外および遠隔地での救急医療体制の整備は、まだまだと考えておく必要がある。

診療外活動

市内の一居住区の婦人会からのご要望で、昼食懇談のかたちで、ざっくばらんな健康相談を毎月行った。駐在家族の健康を守るご婦人方が力をあわせて、自主的な活動をしておられることに感心させられ、日々の診療とは別に、健康づくりの輪を広げる場をつくっていただけたと感謝する。邦人向け地域情報誌に定期的な寄稿の機会をいただけたのも、日本人医療相談室の活動の幅を広げる力になった。海外では欠けがちな現地医療情報や、予防知識の普及といった点で、ミニコミ誌は役に立つ。

その他に、日本人商工クラブの情報網を使って、健康情報を定期的に流すなど、邦人コミュニティのまとまりが良いと言われる大連ならではの地域啓蒙活動ができたように思う。

大都市と農村

私が新人医師として約六年間を過ごした舞鶴から来た、U氏との出会いは奇遇と言えた。U氏は退職後、中日友好、健康・福祉、平和などをキーセンテンスに、大連の農村(瓦房店市閻店郷)での医療ボランティアなどの地道な活動を続けておられ、私の赴任早々に、その農村地区での健診活動に誘っていただいた。日本人医療相談室をバックアップしていただいている大連市に対して、わずかながらお返しをする機会を与えていただいたことになり、また広い中国を理解するための視野を拡げていただいたことも財産になったと思う。

モノと光にあふれた都市生活とはかけ離れた生活が、農村部ではいまだに続いており、「川で洗濯」が日常の風景であった。均一化された現代日本の地方社会とも大きく異なった状況だ。都市と農村との収入差は一〇倍以上と思われる。その後、国家公務員共済組合連合会の派遣医師チームがボランティア健診活動を行う計画にも参加させていただいた。現地医療環境の自立発展はもとより、中日の絆を深めることにも、こうした医療協力が役立つことを期待したい。

北京・上海の邦人医療

見聞を広げて運営に役立てるべく、他都市の日本人が比較的よく利用している医療機関の視察も行った。

二〇〇〇年夏に訪れた北京には、外資系の外国人向けクリニックがいくつかあり、日本人医師あるいは日本語の話せる医師を擁するクリニックも複数あった。内部はホテルのような雰囲気のところもあり、日本のクリニックにもまねをしてほしいと思うくらい立派なところもあった。香港ほか外資系のクリニックでは、邦人患者にも満足できる清潔さと医療器具・施設を整えている。

診療費は現地水準に比較すると割高だが、このようなクリニックに常勤の邦人医師・看護師や、邦人向けの受付があれば、邦人患者にとってはもっと利用しやすくなると考えられた。翌年訪れた上海の場合も、同様の状況だった。既存の現地医院に設置された外国人向け医療部門の充実度は、北京より高いように思われた。

一万人の邦人が暮らすといわれる北京・上海であり、このような資本投下も行われやすいと思われたが、営利としての外国人医療がこの国で発展していくかどうかは、今後の推移を見守りたい。また、難しい病気であれば現地の大病院にかかるのが当然であり、外資系クリニックのみが在留邦人の健康管理に当たるものでないことは言うまでもないことである。

5 中国が日本に追いつき、追い越す日？

移転

大連に来てから一年が経った二〇〇一年春に、日本人医療相談室の移転が実現した。それまでは別棟だったため、電気容量やスチームの供給量が不足気味で、夏は暑く、冬は凍える室内であり、来室の皆様には大変な不便をお掛けしていた。

ちょうど、旧来の制度が遅くまで残っていた医療部門について、機能・サービスの向上や独立採算制などの構造改革が急ピッチで進められようとしている時であり、また経済の進展に伴って、公的医療施設の再整備も順次進行している時期であった。大連市では、産婦人科病院（婦産医院）や友誼医院の改築、子ども病院（児童医院）の改装などに続いて、中心医院の改装も進められていた。その計画の一環として、日本人医療相談室も本棟内にスペースを確保していただけることになったのだ。

やはりその頃から盛んになり始めた健診部門が、いわゆるＶＩＰ診療的な部門として、診療部門の最上階スペースに配置されていたが、その奥側に場所をいただき、レイアウトについてもできる限りの意見を出し、工事中にも現場に足を運んで、食い違いのないようにお願いをし、完成後の不具合についても、できる限りの調整をしていただいた。

内装には予想以上の力を注いでいただけ、以前とは打って変わった居心地の良いスペースとなった。細かな不都合はともかくとして、入った時にあっと驚かせる見栄えに、中国的な意気を感じさせられた。

一年あまりをかけて進められていた中心医院本棟の改装も完成が近づき、大理石張りのエントランスホールやＶＩＰ入院用のスイートフロアなどが姿を現し、器は見違えるように変わった。変わる時には大きく変わるという、この国の強さを実感した。

中国の病院改革

「大連医科大学附属第一病院が〝全国、市民が安心してかかれる病院〟に推薦されました。つきましては皆さんの貴重なご意見をお聞かせください。電話、ファックス、Eメール、電子投票は……」なる新聞記事を見て、ちょっとびっくり。中華病院管理学会が出した公示であり、リップサービスかもしれないが「お客様は神様」に近い発想が、こちらの医療界にも芽ばえ始めたようである。

国営企業体質を引きずってきた中国の病院も、改革の嵐が始まっていた。公立病院といえども、採算性を求められるようになり、病院の改装やサービスの向上を打ち出し、宣伝する病院が目に付くようになっていた。営利性の病院と非営利性の病院とが区別され、補助金は受けられなくなるものの、利益を追求して構わない病院が法的に認められることになった。病院民営化の夜明けとも言えるだろう。

こうした流れが真に医療サービスの向上、医療の質向上につながるのかはまだわからない。ISO取得に向けての努力を行って、標準化や、より開かれた運営を目指す病院も出始めるなど、それなりの動きは出ているものの、みな「勝ち組」に残りたいという一心の表れとも見える。いずれは高級な治療と安価な治療との二分化が進み、現在の日本のような均質な医療供給体制とは異なった状況が生まれるのではないかと想像される。

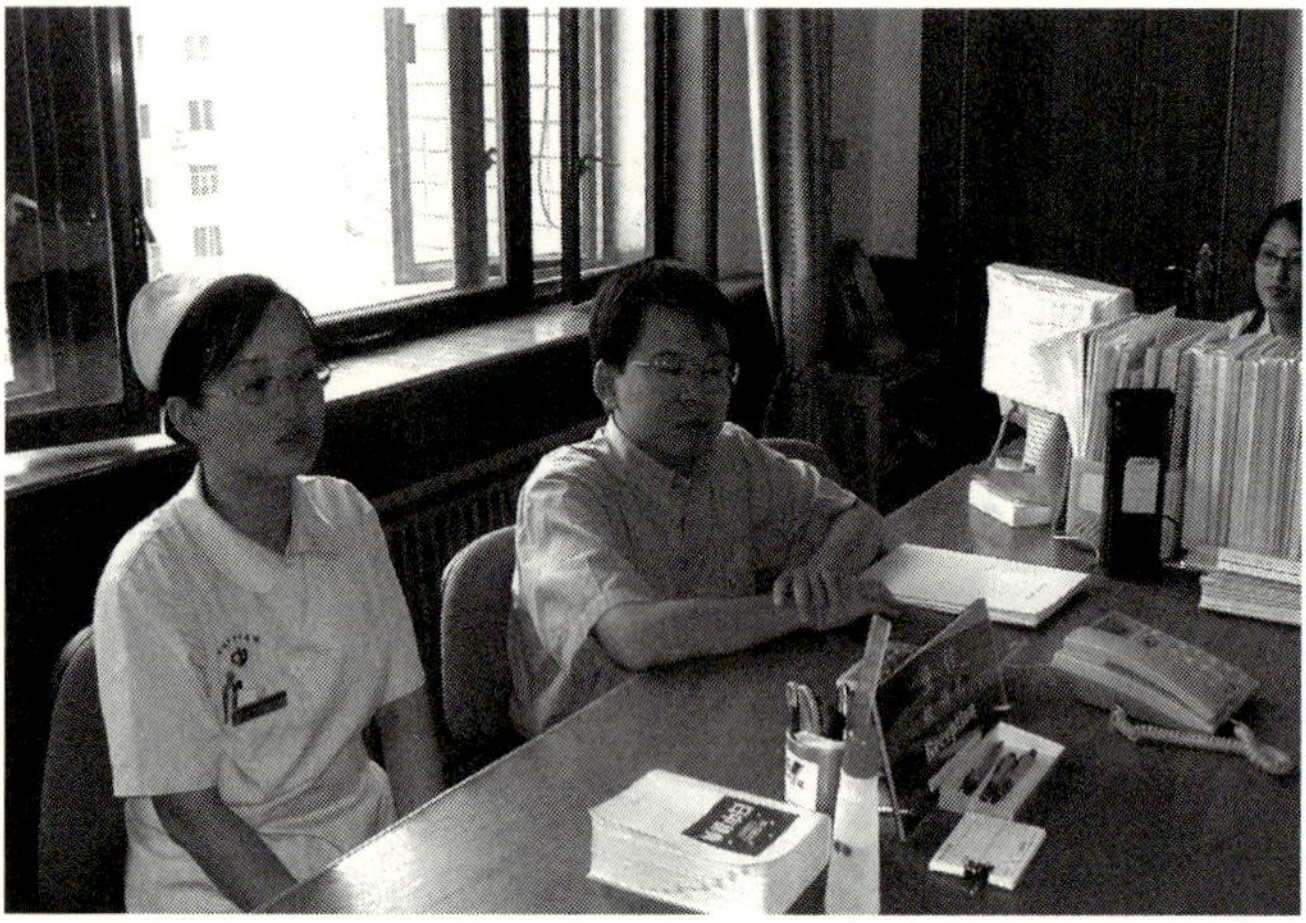

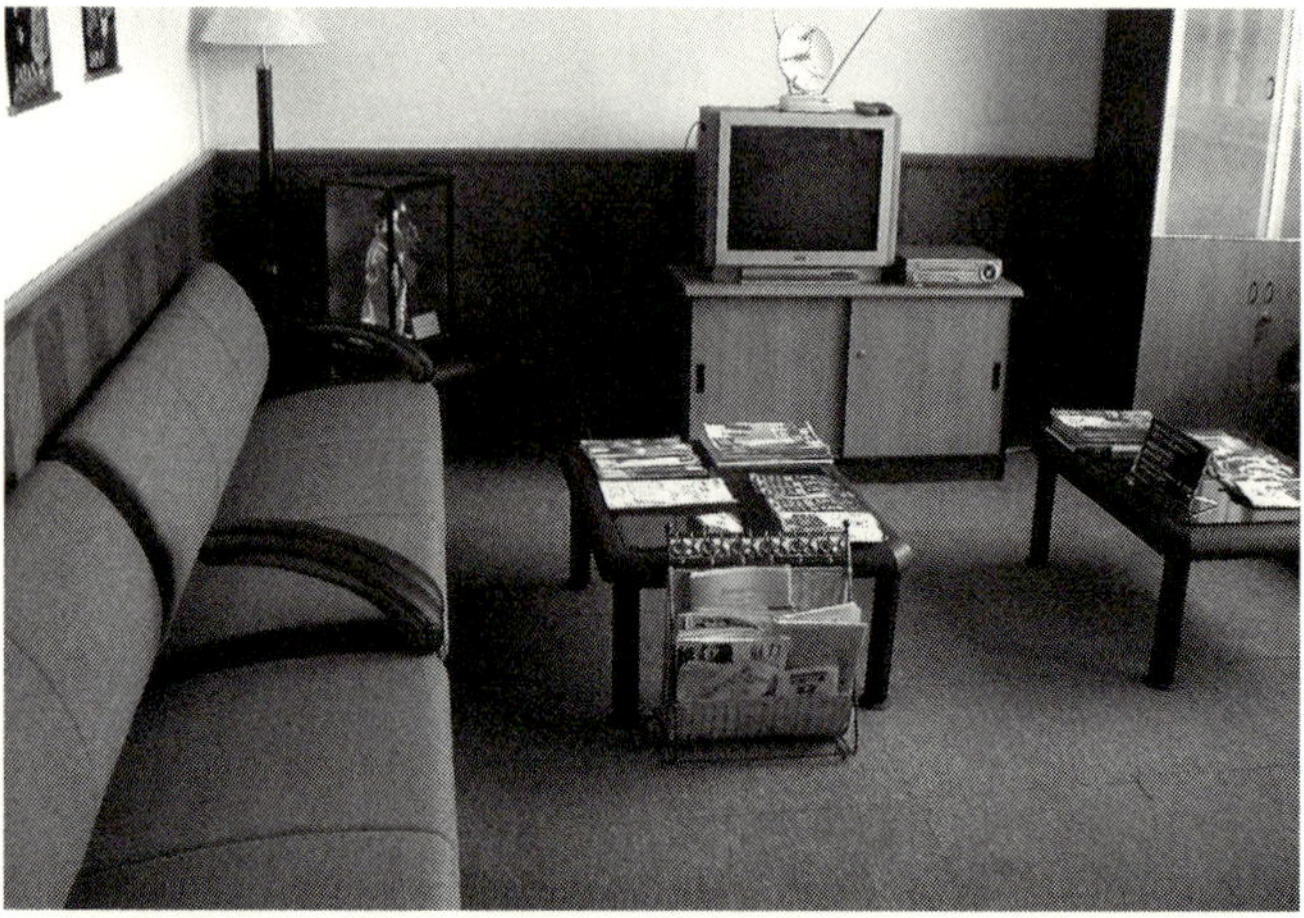

日本人医療相談室の受付と、待合室(受付に並ぶのは2002年より派遣されている横矢佳明医師と中国人・看護師の石暁鳳さん)

アメリカの医療制度改革から学ぶ光と影とともに、中国の医療（および保険）改革も〝巨大な実験〟であり、日本の医療サービスの将来を考えていくうえで目が離せないものと思われた。

急速な変化

何ごとにも変化のスピードが早いことは、特筆すべきであった。大連の町並みも、年毎に目に見えて変わっていく。工業・農業分野のダイナミックな変化については、ニュースでも多々取り上げられているとおりである。多方面で、追いつき追い越せが現実になるのは、遠くない将来であろうと感じた。医療関連として、禁煙政策を一例に取る。

宴会ではタバコを勧めるのが礼儀の国であった中国でも、タバコの害に対する認識は進んできており、タバコの広告は原則禁止となっていた。公共施設での喫煙が、法律で禁止されていたのは言うまでもない。

大連市では五月三十一日の世界禁煙デーに合わせて、一日の禁煙が市民に呼び掛けられ、監視員が街を回るという徹底ぶりであった。実際には喫煙の習慣から抜け出せない人をまだ多数見かけるが、「健康のためにタバコを吸わない」という人が確実に増えているのが実感され、いずれは日本よりも早くタバコのない国になるかもしれないと思われた。何より、タバコによる健康被害を国家の損失と考えて、国を挙げて喫煙を抑制する方向にあり、今後の変化には目が離せない。

些細な例であったが、その大胆で素早い変わり方は、なかなかまねのできないところである。経済成長をバネにして、中国の医療が変貌を遂げたとき、日本の医療サービスは見劣りすると言われないとはかぎらない。

6 再び、僻地医療の現場から——僻地医療と海外邦人医療との共通点——

邦人の生活

「面白そう」だとは言え、ほんとに「生活できるの？」という疑問を持ちながら、初めて踏み入れた中国、大連市。事前現地視察は、まだ寒さの続く旧正月（春節）の時期であり、古着を着せたように傷んだ外壁のビルが目立つ市街の印象は、寒空に似合ったものとして心に映った。神戸の町をモノクロで写し、セピア色になるのをじっと待っていれば、ちょうどこんな景色になるのだろうかと思われた。都会の規模に下町の情緒を染み込ませたというのだろうか。あまりにも整い過ぎた日本の街路に慣れた目には、少々の不安がよぎる。

大連空港は改装され、スイスホテルやマイカルショッピングセンターなど、日本人感覚になじむ器ができており、前任者の時代に比べると〝モノ〟と〝いごこち〟に関する選択の幅は、グンと広がっていたようだ。

大連という都会を舞台として、資産を蓄える富裕層、中産階級が、これまでのヒエラルヒーを他所に、活発に勢力を拡大し、より自由で贅沢な消費社会を築いていくさなかに立ち寄った二年一ヶ月。ある程度の我慢は必要だが、堪えられないほどではない生活環境があり、日本では失われているテンポの早い変化と、人間の活力に満ちた〝伸びゆく時代〟を目の前に見ることができた貴重な体験であった。若干の（家族にしてみればかなりの）不便はあっても、日本に閉じこもっていては見えないものを感じ、理解することができたと思う。

五月も近づくと、大連の木々は緑を吹き返し、街路も色とりどりの花で飾られるようになって、大連に第一歩を踏み入れた頃の不安は緩み始めたように思う。住まいは日中合資の外国人向け（主に日本人向け）居住区であり、日本のマンション＋戸建スタイルで、電気・水道の供給状態は良好であった。優遇された環境でありながら、やはりそこから一歩出れば言葉の通じぬ外国であり、文化も社会状況も異なる中での不便と不安は、帰国するまで背中につきまとっていた。家族帯同の海外生活に特有の心理状態とはこんなものかと思った。

散歩に出ても、常にわが身と家族の身の安全に神経を尖らし、目線をあちこちへと走らせ続ける。「歩行者ではなく、車優先」が常識の交通事情には、まず神経を尖らせられた。安全対策が十分とは言えず、道の穴ぼこに足をとられないか、ビルの上から落ちてくるものがないかと、まさに杞憂といえるような心配さえ、常にしていなければならない緊張状態が続く。

大連の場合、驚くほど治安が悪いというわけではないのだが、何ごとか起こった場合に、助けを求める術を知らないという問題がある。決して油断はできないし、つまらない油断が命取りになるという張り詰めた気持ちは必要である。のんびりしているようでも気が抜けないというのは、海外生活の見えないしんどさであった。

この経験は何に役だったのか?

変わりゆく中国の一時期を大連で過ごした経験は、個人的に大いに価値あるものであった。北京・上海などの医療視察や、瀋陽、延吉、西安、敦煌といった中国各地の旅行などで実際に各地を訪れて、想像するだけであった中国の現実を一部なりとも見ることができたという収穫もあった。

医療ボランティア活動という形で、農村地域に足を運ぶこともあり、地域差と国の広さとを実感し、その国を運営するということが大難事であろうことも、理解できるような気がした。水餃子や火鍋といった、現地ならではの食文化に浸れたのも忘れがたい思い出であり、市場にあふれる食材の豊かさにも目を見張らされた。

職場では一人きりの日本人であり、大連人の生活や振る舞い、考え方などを間近に見て、この土地の人情の一端も理解できるようになったかと思う。日本人商工会が現地受け入れ機関であったことから、日本の経済を支える現場の方々やご家族と交流でき、狭い世界に閉じこもりがちな職業に就く私の視野も、少しは広がったかと思われる。海外における日本人向け医療の難しさを身をもって知り、また異国の文化体験をさせていただき、私も家族も貴重な経験をしたと考えている。

さて、些細な個人的感想はともかくとして、このような医療活動は、狭い意味では現地派遣者の健康管理と会社のリスク管理の役に立ち、また広い意味では日本国民が国際的に活躍するうえでの重要な基盤の一つであるという認識を持って、さらに良いシステムを作っていくべきではないかというのが私の考えである。邦人保護という視点から、あるいは広く国家戦略の一つとして、海外在留邦人の医療問題を検討してみてはいかがなものであろうか。

また、国を超えた医療現場の連携は、両国の人と人との間に信頼関係がなければ、うまく進まない事業であるということも実感した。協力・連携と言えども、全ては交渉の上に成り立つ。経済格差を国のレベルの差と勘違いして、人を見下すような態度をとったり、立場の差を利用して、わがままな要求を押し通すようなことをすれば、誰も本気で対応しようとは思わないだろう。

すべてが対等ということはあり得ないが、様々な違いを了解したうえで、お互いに通じあうところがなければならないということや、一定のルールをはみ出さないといったわきまえが必要だ。何をするにも、大きな志と高い価値観なしに、人を突き動かすことはないのだろうと思われる。

伊良部にて

約二年の勤務を終えて帰国し、南西諸島の伊良部島で働くことになった。宮古島のすぐ隣と言ったほうがわかりやすく、東京から二〇〇〇キロ弱。福建省と同じ緯度にあり、亜熱帯で海洋性の気候と、大連とはずいぶん異なった環境になった。ブーゲンビリアやハイビスカスの花が目を引き、蝶の舞う姿を年中見かける。海と空の色は格別だ。言葉と文化の違いに悩まされることなく、モノの便利さをありがたく感じる一方で、時間に追われる日本の生活に戻ったことに気が付く。

伊良部島の人口は数千人。周りは海で閉ざされた小さな社会である。大連は大きな都市だったが、そこに暮らす三〇〇〇人の日本人社会に限れば、一つの共同体という点で共通するものがある。私の分野について言えば、大陸での仕事も、小さな島での仕事も、似通ったところが見えてきて、不思議に思う。海外での邦人向け医療と日本の僻地医療を重ね合わせて見てしまうことが、理に合わぬこととは思わない。

というのは、日本は国家として、国民が等しく医療を受ける権利を守るという姿勢が足りないのではないか。その結果として、僻地の医師不在といったような問題があるのだろう。そして、海外に存在する邦人も同じ立場に置かれているものと思えるのである。

5章

フランスの国際病院における初の日本人医師

木戸友幸

1

パリ行きと理想の医療

屋根の上の風見鶏

「センセ、医院、ほんまにきれいになりましたなあ。屋根の上の風見鶏、あれ、何ですのん? 鶏みたいには見えまへんで」

「ありがとう。○○さん、さすがに観察力が鋭いですね。あれはねえ、船なんですよ。船はパリの紋章なんです。○○さんも知っている通り、僕は二年間パリで診療していましたが、その時の思い出をぜひ、うちの木戸医院の患者さんとも共有しようと思って、あの風見鶏をつけたのですよ」

「そうでしたんか。私ら何にもわかれへんけど、おシャレやなあとは思ってたんです。今、その意味を聞いたら、もっと感心しましたわ。センセ、パリでもうちらのこと、考えてくれてはってんやなあ」

一九九七年にフランスから帰国し、九八年夏から開始した木戸医院新築（旧医院を解体、更地にした上に新築）は、一〇ヶ月の工事の後、九九年五月に完成した。

新木戸医院は、広く高い空間と、自然光をふんだんに取り入れた明るさを売りにしている。この新医院で診療するようになってから、私を含めた医院のスタッフも患者も、すべて一段と明るくなった。これは物理的な明るさのためばかりではなさそうである。

厚生省臨床指導医留学制度によりニューヨークへ

話は突然、二〇年前の八〇年に飛ぶ。この年、私を含めた若手医師三人が、厚生省臨床指導医留学制度により、アメリカでレジデント（研修医）を開始した。私はニューヨーク、B先生はオマハ、F先生はサンフランシスコだ。三年間の研修の間、忙しいスケジュールをやりくりして、何度かそれぞれの研修地を訪れあい、情報交換をした。そのとき私は、将来的には親の後を継いで、木戸医院で開業家庭医をやりたい。そのために、世界のさまざまな場所でさまざまな経験を積み、それを自分のものとし、木戸医院での診療に生かしたい。アメリカでの家庭医療の研修は、その第一歩だといった意味のことを、熱く語ったように記憶している。その話のついでに、自分は語学が好きで、医学生時代にフランス語を勉強しており、かなりできるのだといったことも語っていたようである。

パリの病院からのリクルート

家庭医専門医資格を取得して意気揚々と帰国し、国立病院で、研修医指導と総合診療科の診療ならびに普及活動を、一〇年間にわたって行ってきた。ある程度の成果をあげることはできたし、厚生省関係の広い人脈形成ということでも、それなりに納得のいく一〇年であった。しかし、問題も多い日本の健康保険制度のもとで、まだまだ官僚的な制度も残る国立病院での診療に対して、次第に欲求不満が高まるようになってきた。

木戸医院を継ぐ前に、何かできることはないか。たとえば、年の単位で、健康保険制度に煩わされることなく、時間たっぷりの理想の家庭医療の実験ができないかといった、夢のようなことを考えるようになっていた。

九二年頃だっただろうか。前述のアメリカ留学同期生のF先生から、久々の連絡があった。彼は当時、東京大学医学部で、国際協力を司る部門の講師をしていた。

「木戸先生、パリの病院から日本人医師のリクルートの要請が来ているんだよ。プライマリ・ケア（初期診療）ができて、アメリカでトレーニングを受けていて、できれば日常のフランス語に不自由がないような人が希望らしいのだけれど、これって木戸先生そのものじゃない？」

この信じられない一報があってからは、私の全精力は「パリ行き」という目的のみに注がれるようになった。二〇年ぶりのフランス語学習の再開、知人を通してのパリ邦人情報の取得、フランス領事館へのビザに関する問い合わせ等々。

ビザが出ない

一応、公募の形をとっており、数人の対抗馬は出た。しかし、小さな紆余曲折の後、パリでの面接にまでは順調にこぎ着けた。この面接も何とかクリアし、あとはビザさえ出ればいつでも出発できるところまできた。しかし、このビザが一番のくせ者だった。

元々、医師という特殊な職業をする渡航者の労働ビザなので、ある程度の困難は予想された。しかし、パリ・アメリカン病院は、この病院のみに適応される条例があり、外国人がその国の医師免許で医療行為ができるとされており、これまで英米系の医師が多数、医療を行ってきている。したがって、アメリカン病院の幹部が、フランス外務省に少しロビー活動をすれば簡単に出るだろうと、皆が高をくくっていた。ところが、三ヶ月たってもビザは出ない。半年たっても出ない。

その原因が、外交用語でいうところの「相互主義」にあることが、半年を過ぎてやっと判明した。たとえ特殊な条例に恵まれた病院内だけとはいえ、一人の日本人医師が日本の医師免許でもって、フランス国内で医療ができるのなら、同様のことがフランス人医師にも許可されなければならないということである。思いもかけない外交問題にまで発展してしまったのである。

これは、日本側の各省庁の助けもあり、日本在住のフランス人医師一人に医療許可を与えることで、最終的に解決した。結局、ビザ申請からその発行まで、約一年を要した。

ビザ問題の解決の知らせのファックスがパリから神戸の自宅に届いたのは、九五年一月十六日の深夜（阪神大震災の前日）のことであった。

ビザ申請交渉のため、それまでに何度も通った大阪のフランス領事館に、今回は本物のビザを貰うために出向いた。こちらは一年待って、やっともらえるようになったビザであるので、感慨無量である。しかし、向こうにとっては単なる一枚のビザである。ハンコ一つと領事の署名、実際の発行にかかった時間はたった一分であった。

何だか複雑な心境であったが、領事館を出てすぐに、これまで親身に関わってくれた東京の外務省の係官に電話を入れると、本当に喜んでくれた。これで、私のほうにもやっと喜びが込み上げてきた。

2 知る人ぞ知る国際病院——パリ・アメリカン病院のルーツ——

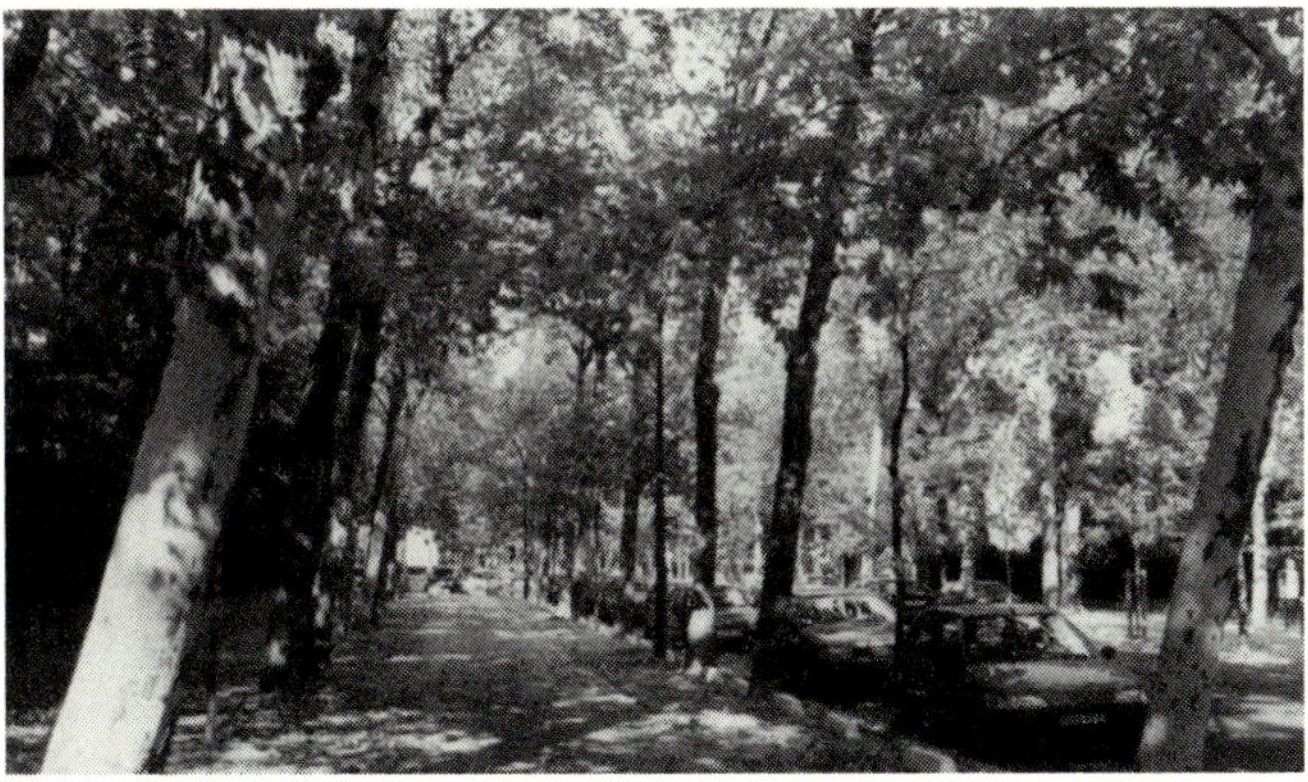

ヌイイの街並み

パリ・アメリカン病院の長い歴史

パリ・アメリカン病院は一九〇四年に、当時のパリのアメリカ人コミュニティーからのアメリカ式病院の設立の要請に応じて建造された、非常に歴史の古い病院である。パリという名前がついているが、実際はパリ郊外のヌイイ市という閑静な高級住宅街にある。

海外駐在員事情に詳しい作家の深田祐介氏がその作品の中で、フランスで一番著名な病院の一つとして紹介していることからわかるように、知る人ぞ知る国際病院と言える。前述した、外国人が外国の医師免許で医療ができるという条例は、この長い歴史の中で、アメリカン病院が勝ち取ったものである。この病院は第一次、第二次の二つの世界大戦を経験し、二度とも連合国側の傷病兵の治療に大きく貢献した。この条例は、それに対する報償のようである。

現在の病院は、形式上は単なるフランスの一私立病院であるが、その米仏のルーツを非常に重んじており、一番古いメモリアル・ビルディングの上には、いつも星条旗と三色旗が翻っている。余談であるが、私が在任中に在仏アメリカ大使が突然死するという事件があった。その時は、このメモリアル・ビルディングの両国旗は、その死を悼み、一週間もの間、半旗にされていた。

国際病院としての位置づけ

現在のパリ・アメリカン病院の位置づけは、フランス国内的には、フランス人富裕層をターゲットとしたアメニティー重視の病院である。国際的には、多国語サービスと二四時間、三六五日稼働の救急室を備えた国際病院である。国際病院としては、パリ在住の外国人のみならず、ロシアの新富裕層や北イタリアの富裕層、それに産油国の人々なども多く訪れる。

年中無休の英仏バイリンガルの救急室は、アフリカ旅行中に医療が必要になった各国の人々の最短（アフリカからの飛行便からみて、パリは時間的に最短の先進国）で到達できる、先進国の受け入れ医療機関としても有名である。

この病院で働く医師は、救急室勤務の若手医師を含めて、すべて独立採算制の開業医である。我々は病院と契約を交わして部屋を借りて開業し、その唯一の収入は、自ら診察する患者の診察料である。病院は、入院に際しての患者の部屋代や看護料、外来、入院の検査料、開業医師たちの診察室の賃貸料などを収入としている。

私立病院ではあるが、non-profit organization（利益をあげない組織）であるので、検査機器の買い替えや、建物の増改築は、すべて企業からの寄付に頼っている。この寄付は従来から、ヨーロッパでも活躍するアメリカ企業によるものがほとんどであった。それらの寄付に対しての、アメリカン病院側の感謝の表現も、かなり大掛かりなものである。

八〇年代に、ある施設を寄付で新設したときの落成式には、アメリカの当時の現職大統領夫人、バーバラ・ブッシュが臨席した。実を言うと、今回のアメリカン病院からの日本人医師の赴任要請は、日本がバブル経済に沸いていた頃に、パリ進出の日本企業から病院が多額の寄付を受け、新施設を建造することができたことへの見返りであったようである。

3　高いと言えば高い？自由診療への戸惑い

パリに降り立つ

一九九五年三月、いまだ震災の後遺症に苦しむ神戸を後にし、新装まもない関西空港より、パリのシャルル・ドゴール空港に到着した。到着の翌日に病院の理事会があるので、その場で新任の挨拶をするように言い渡されていた。

関西人はこういう場合も本能的に受け狙いを考えてしまう。悲しい性である。ああでもない、こうでもないと、脂汗を流しながら、挨拶案を考えた。ゆったりしたビジネスクラスのシートでの旅にもかかわらず、高揚感とストレスが半々の十数時間であった。

理事会では、まずフランス語で自己紹介した後、英語に切り替え、その当時フランスにもよく知られていた二つのニュースである、阪神大震災と地下鉄サリン事件を挙げ、世界一安全と言われた日本はもはやそうではなくなったので、パリに来ることができて一安心とくすぐりを入れた。摑みは完璧である。

最後は型通りに、パリの日本人コミュニティの医療のために、全力を尽くしますと締めくくると、万雷の拍手が起こった。ウンウン、やはり関西人のユーモア感覚とパリッ子のそれは相通じるものがある。

滞在許可証と開業許可証

前述したように、アメリカン病院の他のフランス人やアメリカ人の医師と同様、私自身も診療を開始し、診察料を受け取らないと、収入が入らない。そのためにまず必要なのが、「滞在許可証」

と「開業許可証」である。病院の日本人スタッフの女性Oさんの助けを借り、早速その二つの許可証取得の手続きを同時に開始した。

病院幹部からの根回しが功を奏し、パリの地区医師会から、開業許可のための面接の通知がまず届いた。約束の日にOさんとともに、地区医師会に出向いた。老人と言っていい年齢の医師会幹部二人に、面接されることになった。もちろん言語はフランス語のみである。Oさんが見かねて助け船を出そうとすると、面接員二人から軽く目で諭されてしまった。

こちらも四〇半ばである。面接は、される方もする方も、かなりの場数は踏んでいる。訊かれることは、洋の東西、それほど差があるわけではない。ゆっくりではあるが、できるだけ文法的に正しいフランス語で答えると、三〇分ほどで面接は終了した。その直後、開業許可証に書き入れるデータの用紙を渡されたので、合格したことがわかった。結果論であるが、この開業許可証を先にもらえたことが、次の滞在許可証取得に非常に役立つことになる。

滞在許可証は、フランスに長期滞在する外国人すべてが要求されるもので、最初に並ぶ窓口での対応の悪さで名高いものである。そのため日本人の駐在員の多くは、会社お抱えの弁護士に代行を頼んでいるようである。

最初の窓口業務には予約などないので、ある日の朝早く、これもOさんとともに、殺風景な役所に出向いた。主にアフリカ系の人々と同じ列に並び、一時間は優に待たされた。待たされている間に、窓口での対応をつぶさに観察すると、確かにひどい。片言のフランス語で必死に頼み込む人たちに、機関銃のような早口のフランス語で、ささいな（おそらくはそうだろう）書類の不備を指摘し、まさに追い返してしまう。

さて、順番が回ってきた。こういう窓口では、Oさんの流暢なフランス語が役立つ。しかし、案の定、重箱の隅をつつくミスを指摘され、まさに追い返されようとしたとき、ふと思い出し、鞄から先日もらったばかりの開業許可証を取り出し、Oさんにこれを試してみたらと耳打ちした。

彼女も機転を利かせて、「ドクトール・キドは、パリの三万邦人の診療のために、日本から赴任しました。ここに開業許可証もあります。滞在許可証の発行が遅れれば遅れるほど、三万人の同胞が苦しむことになります」と、半ば脅しをかけるように訴えた。これが効いて、次の許可証本手続きの予約が何とかとれた。本手続きは、個室でもう少しまともな職員の対応を受けるのだが、これも念には念を入れてということで、日本風の手土産（装飾用の扇）を持ち、必要書類はすべてクリアー・ファイルに分類して持参した。今度は楽勝であった。

診療開始

九五年五月から、待望の診療を開始することとなった。といっても、診察室はアメリカ人医師との共同使用で、彼の使用しない時間帯が私の使用時間というので、フルタイムではなかった。しかし、最初の数ヶ月は一日数人という患者数であったから、特に支障はなかった。

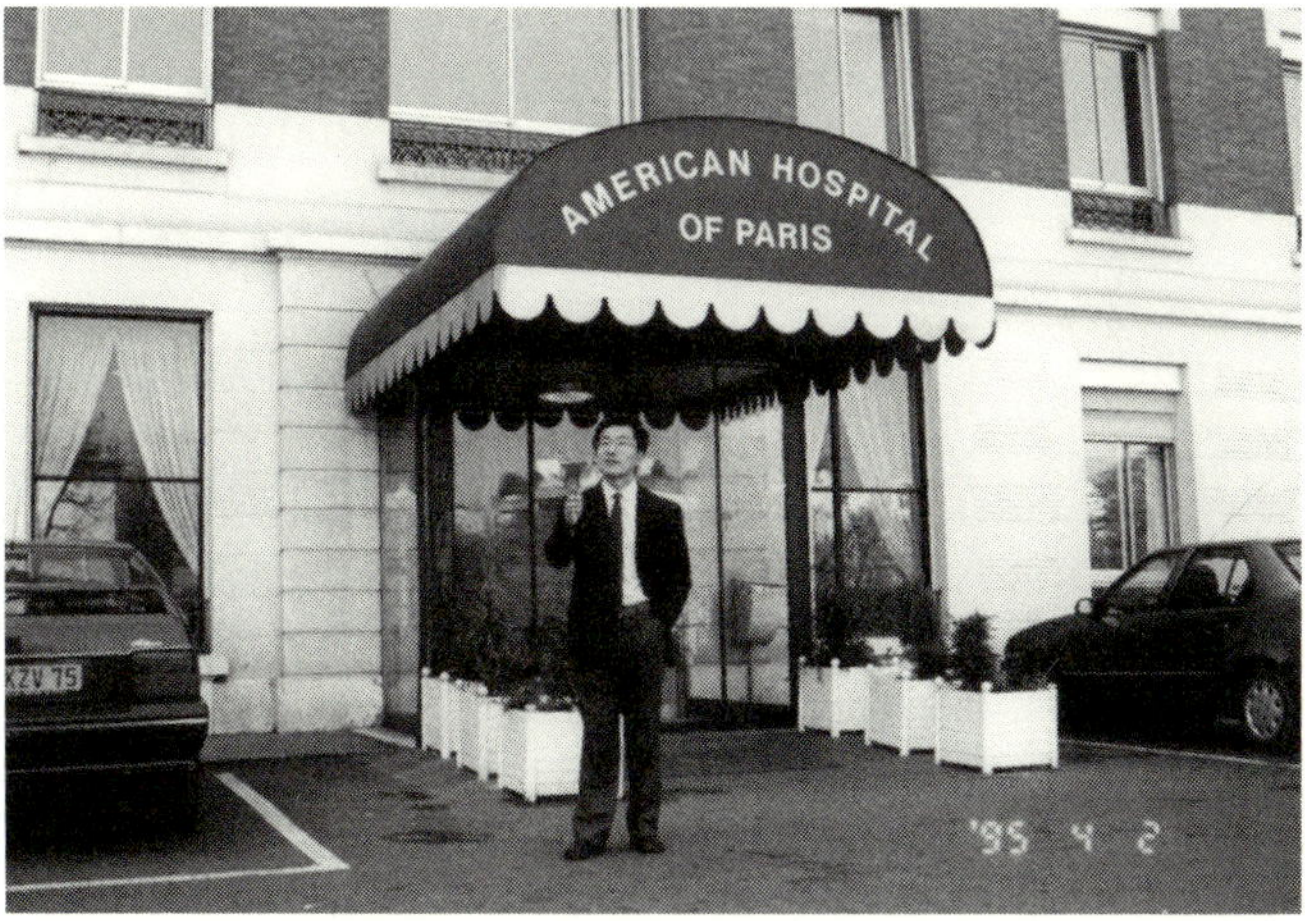

レストランのような病院の正面玄関

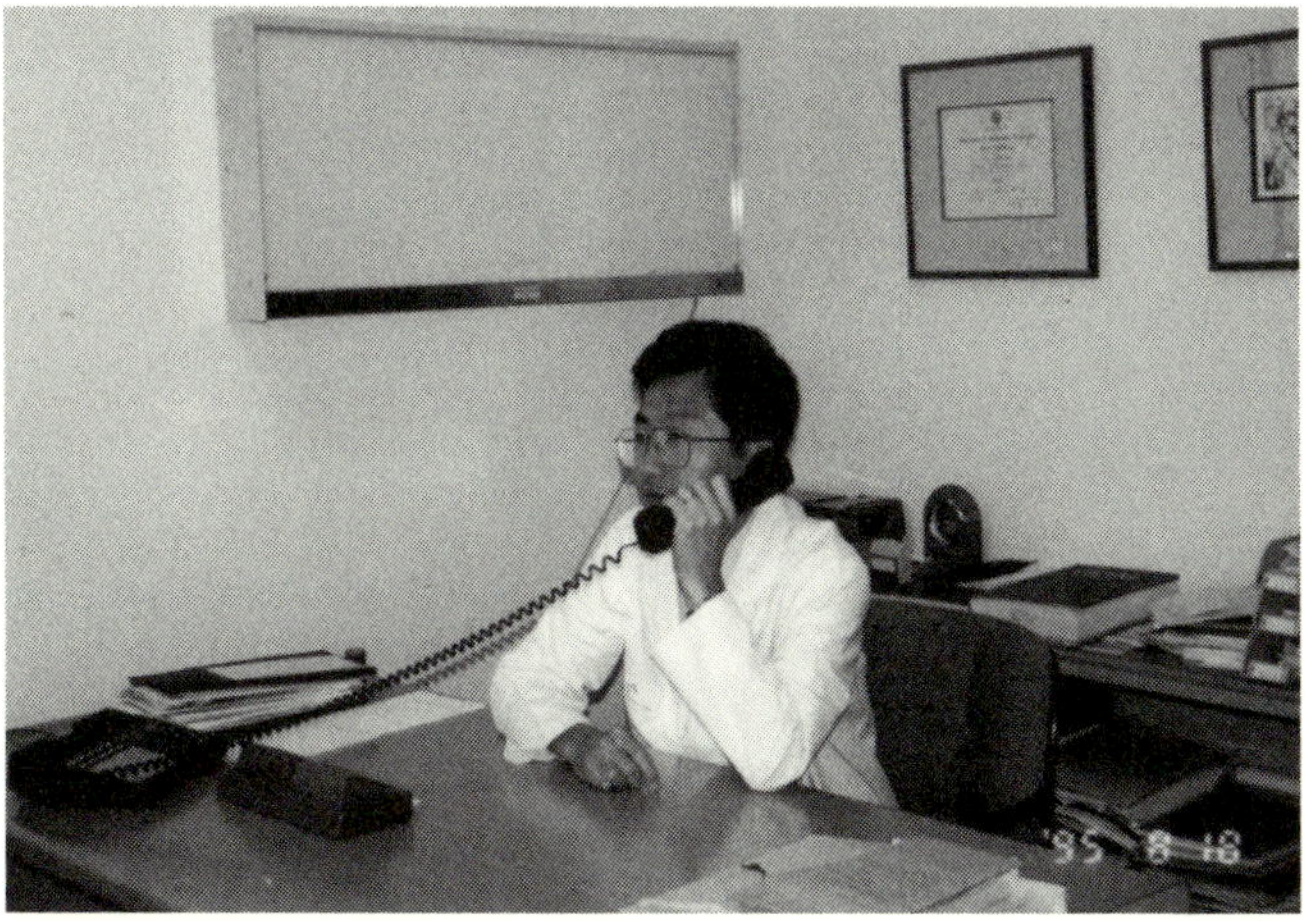

診察室での様子

診察料は当時の為替レートで一万円とした。これは、病院内の他の内科系の医師の平均値で、あくまで純粋な技術料である。検査も薬も必要なくて、結果的に相談のみで終わっても、同じ料金である。

高いと言えば高いが、パリの邦人の企業駐在員あるいは日本の省庁から派遣の公務員は、ほとんどすべてが雇い主持ちである。旅行者や留学生は、旅行傷害保険で百％保障されている。したがって、邦人に関するかぎり、ほとんど自らの懐は痛まない。診察は完全予約制とし、一人の診療時間を三〇分とした。

対象患者は九割が日本人であったので、これはまったく問題はなかった。ときどき英語での診察を希望するアジア系の外国人が来院したが、これもまったく問題はなかった。少数ではあるが、フランス人でフランス語しか解さない患者で、日本人医師の診療を希望する人がいた。丸山ワクチンの使用を希望する患者や、心情的理由で日本人医師を希望する患者がいた。これらの患者も、もともと流暢なフランス語を期待して来院したわけではないので、何とか対応できた。

日本人患者であっても、精神に異常を来した患者への対応には苦慮することがあった。パリを訪れる旅行者に精神疾患の発生が多いことは、当地で精神科を診療する太田先生の著書『パリ症候群』に詳しいが、その太田先生本人にコンサルトしたことも幾度かあった。やはり精神疾患は、母国語をしゃべる医師でないと対応は難しいようである。

診療を始めてから初めてわかったことで、最初はとまどったことの一つに、薬局からの電話問い合わせがある。フランスでは薬剤は百％院外処方である。最初の頃、こちらの処方せんの書き方もぎこちなかったので、頻繁に問い合わせがあった。これにはもちろんフランス語で答えなければならないので、かなり神経を遣った。しかし、これも薬剤の名前と量さえ、きっちり頭に入っていれば、何とかこなせる。

時々、こちらの下手なフランス語を故意に攻撃するような、早口で難解なフランス語で畳みかける手合がいた。こういう手合への対応としては、アメリカン病院の権威をチラチラと示しながら、「あなたの意味するところがまったく理解できない」と冷たく言い放つと、相手の態度が明らかに軟化することが多かった。このときの最低の対応は、卑屈に謝罪することである。要は気合いの勝負だ。

いくらパリの有名病院で診療していても、待っているだけでは患者数は増えない。このための営業努力はかなりしたつもりである。来仏前に日本から、パリに支店のある日本企業のすべてに挨拶状を出した。日本大使館主催のパーティーや在留邦人の集まりには、ほとんどすべてに出席し、営業活動をした。気を遣ってくれる人もいて、パリ日本商工会議所で講演を依頼されたり、ラジオ日本語放送のゲストに呼ばれたりしたこともあった。

これらの努力の甲斐あって、患者数は徐々にではあるが確実に増加し、共同使用の診察室では間に合わなくなった。このため院長に何度も掛け合い、待望の専用の診察室を獲得した。

雇用形態は、病院に雇われるのではなく、自営（開業医）の形態である。したがって、所得税もすべて自らが処理しなければならない。これまで勤務医の経験しかなく、それも税制の異なる海外での開業であるから、かなりの不安があったのは事実である。

さる日本の都市銀行のパリ支店の知人を介して、アメリカ系の会計事務所を紹介してもらい、相談に乗ってもらった。日本人の初代医師で、リスク覚悟での赴任ということで、病院との契約により、診察室の賃貸料と秘書の給料は免除されることになっていた。

すると、意外なことに、これらの経費がなければ、かえって所得税が増えてしまうので、何とか経費を増やせというではないか。車は経費にならないので買うな。その代わり、タクシーは何回乗っても確実に経費になるから、タクシーに乗れ。遠出するときは、レンタカーを借りろ。これも理由をつければ、半分は経費になる。週に二回の外食までは経費で落ちる。それも、でっちあげでもいいから、理由を領収書に書いておけ。

といった具体的なアドバイスを山ほどしてくれた。パリでの二年半の生活で、何か支払いするときには必ず領収書をもらい、その日のうちにその領収書にメモ書きを加えることが習慣になったことは言うまでもない。

いくつかの試みが功を奏し、診療開始から半年を過ぎた頃から患者数が目に見えて増え始め、一日平均一〇人の患者数を確保できるようになった。結局二年あまりの診療で、延べにして、三〇〇〇人の外来患者と五〇〇〇人の健康診断（人間ドック）依頼者を診ることができた。

パリでの患者層と疾患の特徴

パリでの在留邦人の内訳は、企業駐在員とその家族、日本政府機関職員、パリに本拠をおく国際機関の日本人職員（ユネスコがその代表）、留学生といったところである。

当時でパリ周辺の届け出邦人数は三万人であった。患者予備軍としては、こうした在留の人たちの他に、年間一〇〇万人といわれる日本からの旅行者が加わる。

これらの邦人の内訳を見てすぐわかることは、比較的若くて基本的には健康な人が圧倒的に多いということである。したがって、疾患は上気道炎を始めとする急性の日常疾患が圧倒的に多い。

心身症的訴えが、駐在員の家族に多いのがフランスの邦人医療の特徴と言えるかもしれない。いわゆる風邪症状で来院した駐在員の妻の話を聴いていても、ほとんどの場合、不安、不眠、苛々感、習慣性下痢などの心身症を思わせる症状を訴えた。その原因に踏み込んでインタビューすると、これもほとんどの場合、フランス語を含めたフランス文化との葛藤によるものであった。

夫は夜遅くまで仕事で、悩んでいる暇もない。また、仕事での意志疎通は英語で間に合うし、同僚の日本人と日本語で会話する機会もある。しかし、夫のいない間、家庭を守る主婦は買い物はもちろん、パリの古いアパートでは日常茶飯事の水漏れ、水詰まりなどのすべてに際して、フランス人相手に悪戦苦闘しないといけない。

私が経験した中で一番症状が重かった患者は、やはり主婦で、地下鉄に乗ると動悸、息切れなどが起こり、気分が悪くなる。我慢できなくなり、次の駅で下車した途端、ホームで気を失って倒れ、救急病院に担ぎ込まれるということを、アメリカン病院を受診するまでに数回繰り返したという。閉所恐怖症的なところも見受けられたので、バスを利用するように指導し、徐々に症状は改善した。

留学生は、語学、音楽、美術などの勉強が多く、圧倒的に女性が多かった。若い女性が多いので、その相談の中には避妊や望まない妊娠に関する相談も頻繁にあった。

話を聴いてみると、彼女らのほとんどは日本人の標準からすると、非常にしっかりした女性で、日本で生活しているときは、絶対にこういう間違いは起こさないようなタイプの人たちであった。それが、来仏して半年足らず（留学は一年程度の期間がもっとも多い）の間で、いい加減なフランス男性に引っ掛かり「恋愛ごっこ」を演じてしまう。やはりこれは、フランス文化の毒の部分、あるいはフランス男性の「魅力」あるいは、単なる日本女性のナイーブさがなせる技なのであろう。

健康診断書や各種証明書の発行を求めてくる人もよくあった。もっとも多かったのは、フランス語の健康診断書と日本語の健康診断書の発行であった。日本語はもちろんまったく問題なしであったが、フランス語のものは、秘書に書式のひな形を作ってもらって、それをもとに、各人に合わせたものを作るということで対応した。

これらの証明書のための受診料も証明書料も含め、一般診療と同じ一万円としていた。当初、ちょっと高いかなと思って気にしていた。あるとき、大使館で簡単な証明書が必要になり、依頼すると二日待たされ、まったく出来あいの書類にハンコのみの書類を渡され、六〇〇〇〇円ほど請求された。その体験から、料金に対する良心の呵責はまったくなくなってしまった。

4　医師過剰と専門医志向が招いた医師の就職難

フランスの国民皆保険制

フランスの医療は、その制度としては国民皆保険が行き渡っている医療で、その意味では日本の医療と非常に似通っている。しかし、医師の中には、一部分〝自由診療〟を行う者（日本で現在議論されている混合診療にあたる）、あるいはまったくの自由診療を行う医師も存在し、それが制度として認められているところが、日本と異なるところである。

私が所属したパリ・アメリカン病院は、フランスの中ではかなり特殊な病院で、そこで開業する医師のほぼ全員が自由診療を行う医師であった。日本と同様に、国民が皆平等に医療を受けられる国ということなので、二〇〇〇年に発表されたＷＨＯの各国の医療の質の評価では、日本と同等の高い評価を受けたことは記憶に新しい。しかし、この点でも、フランス国民は、そういう自国の医療に概ね満足しているが、日本人はそうではないという、日本の医療人には少し納得のいかない相違がある。

日本人にとってのフランスの公立病院の評判はどうであろうか。パリでの私の患者のうち、救急で公立病院を受診した何人かに尋ねてみた。例数が少ないので一般化はできないが、評判ははっきり言って悪い。まず、言葉の問題と事務レベルでの対応の冷淡さがある。滞在許可証のところで書いたように、フランスの公務員は、自国の利用者にもあまり評判がよくないが、相手が外国人となると、もっと対応が悪くなるようである。

その点、同じ多国籍国家ではあるが、アメリカでは、外国人患者の対応にはかなり気を遣っているように思う。

パリの開業医事情

パリの開業医の事情を少し紹介する。

パリの開業医は、日本のビル診療と同じように、アパート・ビルの中で診療していることがほとんどである。訪ねるときに気をつけないといけないのは、大きな看板はまず掲げないということである。小さなプレートに医師XXと出ているだけである。また診療所は、一般的には非常に手狭であり、検査機器に関しても、心電図さえ置いていないところが多く、また、古いビルの中ということもあって、レントゲンもまずない。薬は前述したように、すべて処方せんを書き、処方せん薬局で処方してもらう。それと同じように、検査も処方せんを書いてもらって、検査センターに行って、検査してもらうのである。

これは、何でも揃っている日本の開業医療に慣れた日本人には非常に苦痛である。そういう事情もあり、検査機器の完備した、パリ・アメリカン病院の一室で開業する私のクリニックに人気が出たとも言える。

フランスの医師は就職難

フランスの医師の内訳はどうなっているだろうか。医師の総数は一八万人で、一般医と専門医はほぼ同数である。一般医の中ではその四分の三が開業医で、四分の一が勤務医である。

同じヨーロッパのイギリスなどと比べると、専門医の割合がかなり多いようである。これは、フランスの卒後臨床研修が、専門医のための研修に偏っていることによると思われる。医師自身も患者の側も、専門医志向があることは否めない。したがって、イギリスを始めとして、英語国に多い家庭医を育てるための研修制度は今のところない。

フランスの医師数は一八万人と書いたが、人口は日本の約半分である。日本の医師数は二六万人で、日本と比べ、フランスは人口比でかなり医師数が多い。

また、フランスのあらゆるもののパリへの集中度は、すさまじいものがある。したがって、パリでの医師の就職難は、勤務医、開業医を問わず、おそらく世界の大都市の中でも有数のものであると思われる。難関パリ大学医学部を卒業して（入学は誰でもできるが、卒業は極めて困難）、これも厳しい卒後の臨床研修を済ませ、専門医の資格を得ても、パリの病院でのポストを得ることは、至難の業であるらしい。

よく、某ヨーロッパの国では医師が余っていて、タクシーの運転手をしているといったことが日本で言われるが、フランスはそこまでは至ってはいない。しかし、常勤医の職はなく、救急専門のアルバイトや、損保会社の専属医として、患者に付き添って海外まで飛行機で飛ぶといったアルバイトで生計を立てている若手の医師が、私の知りあいでも何人かいたことは確かである。

フランスの医療関係で有名な団体に、〝国境なき医師団〟がある。定職がない間にこういう団体に所属し、海外の医療援助に赴く医師も多いようである。確かに、収入はその間は少なく、危険も伴うが、フランスではこういう実績のある団体で医療活動し、そこで成果を上げれば、それはその人の医師としてのキャリア形成に、実際に役立つのだそうである。

開業のほうもパリでは、まったくの飽和状態で、高齢の開業医と約束を交わし、引退時にその後を引き継いでの開業待ちといった医師たちが多くいるそうである。

こういう事情もあり、私がアメリカン病院で新規開業するに当たっても、かなり状況が厳しかったそうである。開業医の組合組織が、新規開業医を増やすことに頑強に抵抗し、アメリカン病院の幹部が、何度も説得交渉に出向いたということである。こういうことが、赴任後になって判明し、冷や汗を流したものである。

5 趣味のテニスを通じて広げた交遊

「一人前」の医師として、海外で働く

「パリ行きと理想の医療」の項に、ニューヨークでのレジデント時代の回想で、将来の抱負を語る青年医師木戸の言葉を書いた。これはこれで嘘はないが、アメリカでは、医師としても文明人としても最低限のレベルの生活であるレジデントしか経験していない私には、いつか「一人前」の医師として、周囲からの尊敬とそれなりの経済的余裕を得たうえで、気に入った海外の都市で生活してみたいというささやかな望みもあった。この年来の望みをかなえてくれたのが、パリでの二年半の生活であった。

まず医師仲間の交友録から語ろう。

医師仲間との交友録

その1

ジルベールは六〇歳代半ばのフランス人内科医である。彼は、私が赴任するまで十数年間にわたり、パリの邦人診療の窓口になり、多くの在留邦人を診療してきた。また、日本式の人間ドックのシステムを取り入れ、企業駐在員の検診にも取り組んできた。したがって、彼はパリの日本人社会でもっとも名を知られたフランス人内科医であった。

この功績によって、日本から勲章を授与されている。私が赴任すると、彼の日本人患者数が減少することは、火を見るよりも明らかである。そこで、赴任早々、彼に筋を通すべく、席を設け、腹を割って、自分の立場と、結果的には彼の患者層を侵略するであろうことの釈明をした。

ジルベールは、この単刀直入な私のやり方を気に入ってくれ、それからは、パリ・アメリカン病院で長年開業している内科医の先輩として、さまざまな相談に乗ってくれた。単身赴任である私に気を配り、クリスマスイブなどには、自宅のホームパーティに招いてくれたりもした。

彼がかつて診た日本人患者には、もちろん日本人なら誰でも知っている有名人も多いのだが、裏社会の大物も何人かが患者だったそうである。真偽のほどは定かではないが、来日時に、以前渡されていた連絡先に気軽に連絡をとると、一目でそれとわかる、その筋の若い衆が黒塗りのリムジンで出迎えてくれたそうである。

その2

ジョゼフはハイチ人の研修医である。研修医といっても、年齢は四〇歳代と、いささか薹《とう》が立った研修医である。それもそのはず、彼はアメリカで医学校を卒業し、レジデンシーも終了しているのだ。おまけに医学を修めた後、ビジネススクールでMBAまで取得したそうだ。そういう経歴の男であるから、並の白人インテリより、よほど知的で思慮深い。赴任して二ヶ月ほど、私は病院の宿舎住まいであった。その横にある研修医宿舎が、ジョゼフの住み家である。何度か挨拶を交わすうちに親しくなり、よく彼の宿舎に雑談をしに行った。

これだけのキャリアを積んだジョゼフが、どうして今更アメリカン病院で研修医なんだと尋ねると、「トム（と私は名乗っていた）は、この病院の知名度と政治力を、まだ知らないんだ。ここで研修医としてコネクションを作って、もし将来開業でもできれば、僕のこれからのキャリアにとって、考えられないくらいのメリットなんだよ」と答えるではないか。やはりジョゼフのような、弱小国出身で非白人となると、人の何倍も努力しないと先進国（白人国）では認められないようだ。

私専用の診察室を作ってもらう算段をするときも、真っ先に相談した相手はジョゼフだった。彼は即座にこう答えた。「トム、アメリカン病院は日本企業から多額の寄付を受けて、新施設を増築した。その見返りにトムを呼んだのだよ。そして、トムは病院の期待通りの成果を上げている。その君の依頼をむげに断るわけはないよ。でも、ここはフランスで、トムは外国人だ。丁寧に紳士的に交渉するのだよ。傲慢な態度はご法度だ。でも、変なところで妥協しても駄目だ。心配ないよ、絶対に大丈夫だよ」

そして、現実はまさに彼の言う通りの展開になった。

雑談で、私の患者として来院する日本人の留学生たちの話をすることもあった。そのほとんどが留学生というより遊学生みたいだと話すと、彼は、普通の若者にそういうことができる国は、歴史が始まって以来、アメリカと日本しかないと言った。そういう国に生まれてみたかったとも彼は言った。

その3

ジャンー・ピエールは五〇歳代半ばの外科医である。ハンサムで長身のお洒落な中年紳士だ。私の開業準備がまだ整っていない赴任間もないときに、病院内で彼に話しかけられた。昼前だったので、立ち話もなんだから、これから彼の車で昼食を食べに行こうと言う。

初対面ではあったが、断る理由は特にないので、その言葉に甘えると、連れていってくれたところが、シャンゼリゼ通りに面した宮殿のような豪華で広々とした社交クラブであった。これも、専門医の一般医に対するフランス流の洒落た営業術なのだろう。後々わかってきたが、この病院で看板を張る医師のほとんどが、こういう社交クラブのメンバーであり、その会費だけでも馬鹿にならない金額になるらしい。

こういう出会いの後、ジャンー・ピエールには、パリでの社交術をいろいろ教わった。仕事でも、多くの日本人患者の手術を引き受けてもらった。ある中年女性患者の腹部手術をしてもらったとき、彼が術後の訪室時に、「マダムXX、ご気分はいかがでしょうか?」といった、まるで貴婦人に対するような接し方をするので、当のマダムXXは女性としての嬉しさと照れの相まった複雑な表情をしていたのを思い出す。

パリ日本社会でのさまざまな出会い

次に日本社会での交際に移る。忘れていけないのが、当時、在仏日本大使をしていたM氏である。彼は、例のビザ問題が外交問題に発展したときも、日仏両国への働きかけに随分尽力してくれたと聞いている。赴任してからも、非常に気を遣ってくれ、大使館主催の食事会やパーティーがある度に招いてくれた。このお陰で、パリでの日本人社会の人脈が非常に広がった。

M大使は頭でっかちな外交官ではなく、スポーツマンでもあり、年に数回、大使館員を集めてテニス大会を開いていた。そのテニス大会にも毎回招待してくれた。複合ダブルスで試合をするのだが、大使公邸の料理長夫人と組んで準優勝したのが最高の成績だった。一度、大使夫人と組んだことがあったが、その時は私が気を遣いすぎて惨憺たる成績だった。しかし、大使夫人はそれ以上に気を使ってくれ、二次会の焼き肉屋にまで付き合ってくれた。

企業の駐在員の人たちとも、いろいろな付き合いをさせてもらった。当時、私は四〇歳半ばで、幹部駐在員のほとんどは同年配であったので、話が合うことが多かった。中年男性だけが集まる飲み会にも何度も参加した。

参加者の中には在仏一〇年といった人もいて、その経験談にはさすがに傾聴に値するものが多かった。フランス文化のある面を実感できたのも、そういう経験談からであった。酒が入ると恋愛談義になるのは、洋の東西を問わないが、ある人が語ってくれた一〇年にわたるフランス人女性との出会いと別れの歴史は、それこそ渡辺淳一も真っ青になるようなものであった。

もちろん、仕事の話も出た。パリで実績を上げている優秀な駐在員は、日本国内でのいわゆるエリート社員とはまったく別人種であることが多かった。大学はエリートではない私大だが、運動部でキャプテンをしていたといったタイプが多かったように思える。自分で工夫していろいろアイデアを出し、失敗も繰り返しながら、それを粘り強く実行する力は、受験エリートからはあまり生まれてこないようである。

赴任後半年ほどたった頃、パリの邦人向けのミニコミ紙に、赴任紹介記事を載せてもらった。その中で趣味はテニスと書いたところ、パリでいくつもある日本人テニス同好会のいくつかのグループから入会の誘いがあった。そのうちの二つのグループに入れてもらって、週末はテニスをすることにより、暇を持て余さなくてもすむようになった。

テニス仲間には、それこそあらゆる職種の人たちがいた。航空、銀行、製薬、会計士、建築家、放送……。二時間のプレーが終わると、クラブハウスでビールを飲みながら雑談するのだが、いろいろな職種の人の話が聴けて面白かった。もちろん、私も無料の医療相談を持ちかけられることはしょっちゅうあった。

テニス仲間にも中年のおじさん連中が多いのだが、まれに若い独身女性もいた。時々は、彼女らを誘って、少し高級なレストランに出向いた。やはり高級レストランは、女性同伴でないと入りにくいものだ。そういう時には、週に二回有効となっている、ドクター木戸の必要経費というドラエモンポケットを利用したことを、ここで白状する（これって、もう時効でしょ？）。

6　異文化での診療体験が生きる

日本人医師による日本人のためのプライマリ・ケア

以上述べたように、さまざまな友人に恵まれた二年半のパリ生活であった。この二年間を総括すると、確かにパリで初めて、日本人医師による日本人のためのプライマリ・ケアという仕事を成し遂げたのではあるが、自分の中では、長いサバティカル休暇であったようにも思える。

サバティカル休暇というのは、欧米で長年教職に携わると半年から一年の期間、有給で休暇をとれる制度である。何をしてもいいのだが、ほとんどの場合、本を執筆したり、少し専門から離れた講座を受講したりと、知的生産あるいは将来のための充電期間にあてるようだ。その意味で私の場合も、一〇年間の国立病院での勤務医生活を終え、これから一生過ごすかもしれない大阪での開業医生活を前にしての、サバティカル休暇と言って当たらずとも遠からずであると思う。

知的好奇心を満たした貴重な経験

パリ行きは、医師というキャリアのうえからは、「理想の家庭医療の実験」が主な理由であった。しかし、個人的には、物心ついた頃から学んできた「西洋文化」を、自分が納得できるような形で自らの血肉とし、後半の人生に役立てるということだった。

日本では「欧米では……」という言い方で、西洋一般をひと括りで言い表すことが多いが、米国生活を三年間体験し、ヨーロッパ事情も何かとフォローしてきた私としては、日米の文化に差があるのと同じくらい、欧米にも差があるのではないかと密かに考えを巡らせてきた。

さて、その結論はどうだったであろうか。そうとも言えるし、そうでもないとも言える。しかし、そのことを、外から眺めてそうじゃないかなあと想像するのと、実際にその場で生活し、試行錯誤を重ねながら、自ら体験し、納得するのとは質的と言ってよい差がある。

この件で多くを語るスペースはないが、一つだけ米仏間の感情で具体的に感じたことをご紹介する。両国の国民は互いの文化（言語を含め）に対し、アンビバレント（好きだけれど嫌い）な感情を持っているということである。フランス人は、アメリカの文化を軽薄だといって馬鹿にしている割には、シャンゼリゼで封切られている映画の八割はハリウッド映画だ。逆にアメリカ人は、国語教育を最重要視するフランスの教育を軽べつしている癖に、ちょっとした警句としてフランス語を使いたがる。

ニューヨークとパリの両方に住んだ経験のある私は、このため非常に得をしている。ニューヨーカーに「僕はパリに二年半住み、フランス語もしゃべれる」と言うと、ホーという驚きと称賛の表情をされる。逆に、パリジャン（パリジェンヌ）に「僕はニューヨークに三年……」と言っても、ほぼ同じ反応が得られる。パリジャンの反応のほうが、やや醒めているといった微妙な違いはあるが。

パリでの経験が、医師としての自分を磨く

パリでの診療から帰国し、木戸医院で診療するようになって早くも六年になる。帰国後もフランス語の勉強は、週一回のフランス語学校に通って続けているので、フランス語はパリ時代より現在のほうが上達したくらいだ。そのためもあり、数ヶ月に一度は、フランス語しか喋れない患者が来院する。

時々、パリでの経験は、大阪ではフランス人の診療くらいにしか役立っていないのだろうかと自問自答してみることがある。しかし、この六年間の診療現場で得たそれに対する結論は、当地での住民の皆さんに十分役立っているのではないかということである。

地域のプライマリ・ケアでは、高血圧などの無症状の慢性疾患のケアの割合が圧倒的に高い。ここで問われるのは、医学的知識より、むしろ患者の望む事象（解釈モデル）をいかに素早く捉えるかという能力である。つまり、高血圧という「病気」より、「朝、何となくしんどいでんねん」といった「やまい」の感覚を捉え、それに対処するということである。この能力は、異文化での診療の経験を積めば積むほど、自然に研ぎ澄まされてくるものである。

というわけで、大阪市東淀川区という、フランス文化とはまったく無関係に見える土地で、パリでの診療体験は十分役立っている。

6章

日本はイギリス医療の失敗に学ぶことができるか

坪井良眞

1　大学病院勤務二年目の決断

きっかけは医局の掲示板

　私のロンドンでの診察室は、机の右側が小さな窓になっていた。白い木枠の古い窓で、頑丈な鉄格子が付いている。その窓から外を見ると、隣家の手入れの行き届いた美しい裏庭が見える。英国の家はたいがい裏庭を持っていて、それが意外と広い。私の診療所がある地域は、ロンドンの北側に位置しており、かなり街中である。道路に沿って、五〜六階建てのアパートが立ち並んでいる。ビートルズのレコードの表紙で有名なアビーロードも近い。

　こんな街中でも、これだけの広い裏庭が隠れているとは驚きだ。緑の芝が一年中臨める。英国の芝は、一年中緑を絶やさない。時々小さな子供の遊ぶ声が聞こえ、犬が飛び跳ねていたりする。春には花が咲き誇る。

患者さんが途切れた時にボーッと外を眺めていると、よくまあ、こんな遠い所まで来て、医師として働くことになったものだと思う。

そもそもきっかけは、一九九一年、秋のある日、大学の医局の掲示板を何気なく見ると、次のような張り紙がしてあったことによる。

『ロンドン日本クラブ診療所医師交代が再来年あり。勤務希望者は、教授室まで申し出るように』

日本クラブ診療所は、在英日本企業が会員となって出資している日本クラブの経営する診療所である。日本クラブはその他に、日本人学校、クラブハウスなどを経営している。私の所属する東京慈恵会医科大学は、一九七四年から定期的に医師を派遣している。

当時、私は大学病院内科勤務も一二年目に入り、医師としての経験もかなり積み、少し余裕の出てきた頃であったが、一方、医局生活も多少マンネリ化していた。ちょうど新しい刺激が欲しくなってきていた時だった。これは良い機会に思えた。私は、すぐに教授室のドアを叩いた。

それから約一年半後の一九九三年三月、希望が通り、ロンドンに赴任する機上の人となった。

今回、この本に三年間の経験を書くことになったが、私は英国の医療問題の専門家ではない。また、英国の病院に勤務したわけでもない。あくまでも日本人診療所から覗いた英国の医療という面から書く。当然、個人的独断、間違った情報があるかもしれない。しかし、これから英国で生活する予定の方、すでに生活している方、英国に興味のある方、日本の医療との違いを比較してみたい方にとって、私の経験が何かのお役に立つのではないかと思い、筆を執った次第である。

内容については、私が帰国した一九九六年当時と医療状況が変化している点もあるので、ご注意願いたい。

英国に住んでみたい

大学を卒業して一〇年も経過すると、同級生が次々に海外留学をするという話を聞くようになる。

大学勤務医が海外に行く場合、ほとんどが研究留学であり、臨床留学は門戸が狭い。行き先はたいがいアメリカ合衆国である。留学では給与、奨学金が十分に出るとは限らないので、多くの場合は経済的に厳しい状況を覚悟しなくてはならない。

ロンドン日本クラブ診療所は、仕事をするための派遣なので、給与や渡航費は日本クラブより支給される。また、大学に在籍したままなので、大学での身分地位が保証される。帰国後も元の職場に戻れるといった利点がある。学内選考があるが、それさえ通れば派遣されるチャンスがある。また、英国の医師免許も visiting overseas doctor として認可されるため、英国で診療行為ができる。私の場合、子供が小さく、受験期にかかっていないことも好都合だった。

英国は私にとって住んでみたい国であり、以前より歴史や文化に興味があった。歴史的に由緒ある場所を実際に訪ねてみたかった。

それに、英国は慈恵医大と深い縁がある国である。慈恵の創立者、学祖高木兼寛は、ロンドンのセント・トーマス医学校（現在、国会議事堂のテムズ川対岸にある）を卒業し、当時ドイツ医学が主流だった時代に、英国式医学を日本に伝え、慈恵医大を一八八一年に創立している。学祖が学んだ地である英国に滞在し、医療に係りながら、じっくりとこの国を見てみたいという希望があった。

日本クラブ診療所での仕事は、大学で行っている診療や研究に直接関係ないことも多く、外国で医療に従事するには、新たに勉強しなくてはならないこともたくさんある。しかし、大学の仕事を中断してでも、海外での経験を積む価値があると思えた。

海外で生活して視野を広げてみたい、外国の医療の現状も見てみたい、いろいろな人との出会いも期待できる、行けるものなら行ってみたいと思った。

職業として医師を志したが、世界を舞台に働きたいという国際派ではない自分としては、大変思い切った決断であった。

2

三年間限定の医師免許

邦人専用の診療所

日本クラブ診療所は、一九六五年に開設され、現在北診療所と南診療所の二診療所がある。ロンドンの私立病院内の一角に設置されている。北に内科医二名、南に小児科医一名が、三年交代で勤務している。私は北診療所に一九九三年から一九九六年まで勤務した。

戦後、日本の経済進出が進み、邦人が増えるに従って、日本人医師の必要性が高まり、診療所が開設された。通常、日本の医師免許は外国では通用しないのだが、英国とは二国間協定により、三年間限定で医師免許が許可されている。極めて珍しいケースである。

英国は先進国であるから、医療レベルが特に低いことはないが、いざ病気をして医師を受診する場合、かなり英語のできる人でも、自分の症状を英国人医師に説明するのに困難を感じる。また、医師から専門用語を含んだ英語で説明されてもわからない。日本と違う医療制度や治療法に面食らうこともある。

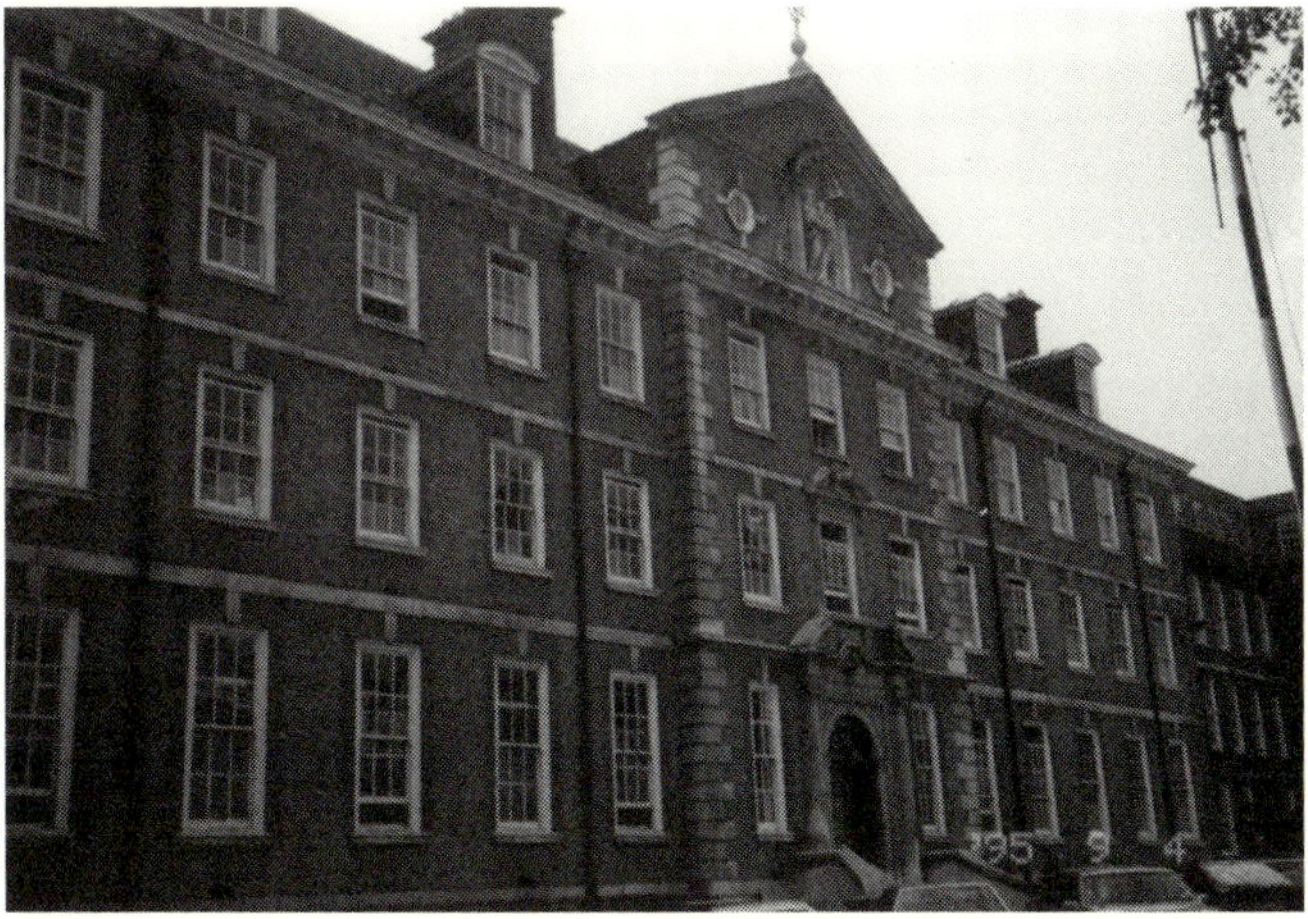

診療所のあったブラムプトン・ハウス

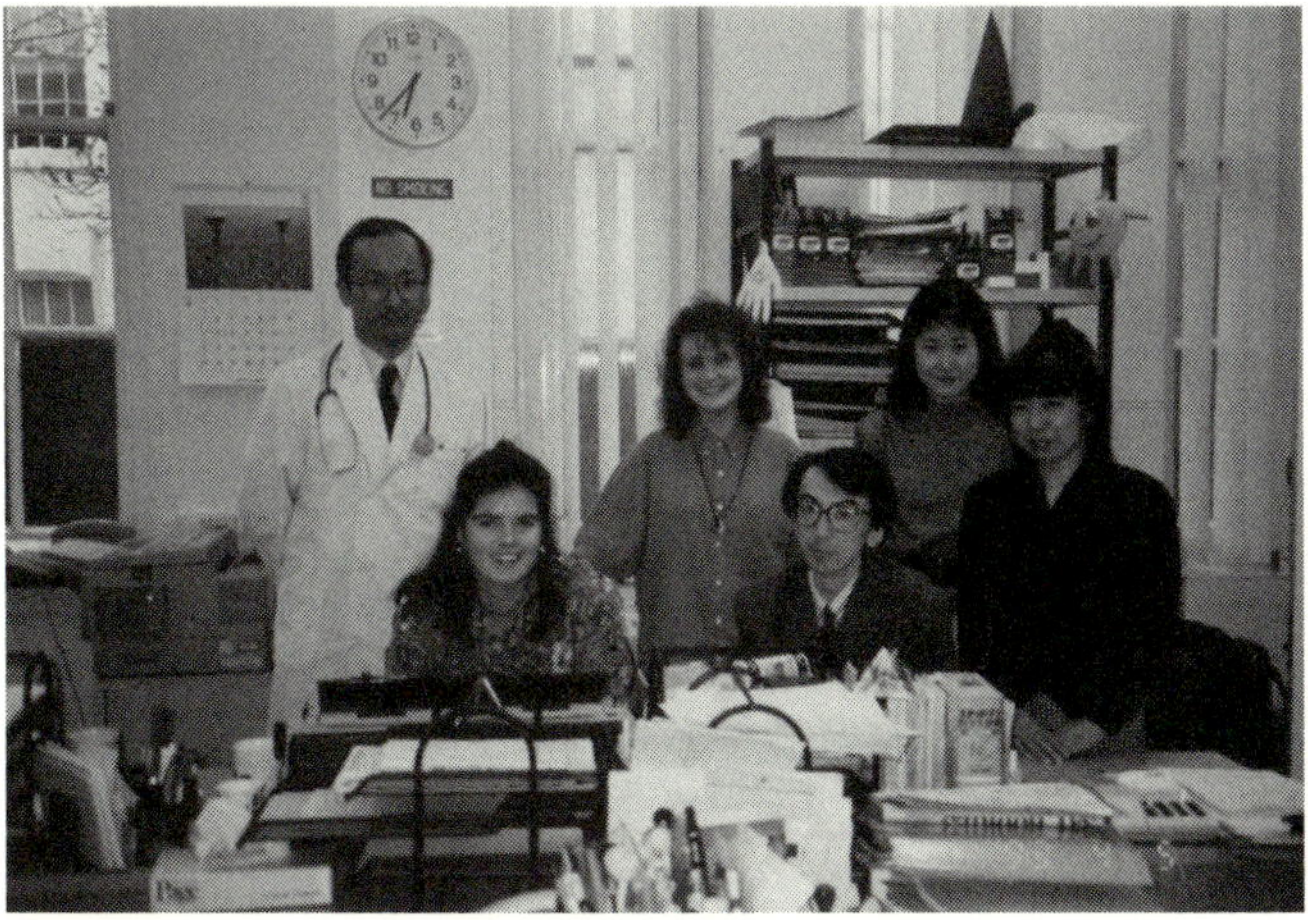

診療所スタッフ(後列左端筆者、前列中央は前任の伊藤医師)

英国にいても、日本語で日本人医師の診療を受けられることに、どれだけ安心を覚えることか。そういった過程で、邦人専用の診療所が開設された。

私が勤務した北診療所は、ロンドンの北セントジョーンズウッド（St. John's Wood）の、私立セントジョーン・アンド・セントエリザベス（St. John and St. Elizabeth）病院内にある。この病院は一八五六年に創立されたカソリックの私立病院である。礼拝堂を囲むようにコの字型に、煉瓦作りの建物が配置されていて、裏側から見ると教会としか見えない外観である。正面側は、近代的な病院らしい外観に改修されている。英国では最も古いホスピスのひとつも併設されている。

その中の一角にあるブラムプトン・ハウス（Brampton house）の中に、診療所があった。建物に入ると高い天井のホールがあり、我々の診療所はほんの一部を間借りしている感じである。診療所は、事務室、検査室、診察室、予備室、トイレなどからなる。この建物の他の部分は、誰が住んでいるのか、どのように使われているのか、最後までよく知らなかった。隣接する会議室には、ろうそく台付きの古いピアノが置かれてあり、まっ黒で何が描いてあるのかわからないほどの古い油絵が懸かっていた。時々尼さんの姿を見かけた。賛美歌の声がどこからか流れてくるので、まさに修道院の中に住んでいる感じであった。

事務員や看護師など、診療所のほとんどのスタッフは日本人である。電話をかけると『日本クラブ診療所です』と、日本語で応対してくれる。患者さんはそれだけで安心する。

私費診療のGPとして働く

診療所は私費医療なので、自費診療である。会員制だが、日本人なら誰でも受診できる。私は一日に二〇〜三〇人の患者さんを診ていた。半日に六〇人を診る大学の外来と比較すると時間的余裕があり、それだけ患者さん一人ひとりに丁寧に対応できる。診察室が完全に個室なのも、プライバシーが保護されていて良い。

仕事は、私費診療のGP（General Practitioner：家庭医、一般医）なので、全科診療である。大学では消化器、特に肝臓病の患者のみを診察していたのに、ここでは小児科、耳鼻科、皮膚科、婦人科、定期検診、旅行者の急病と、なんでも診察する必要がある。しかし、大学であまりにも専門的な医療ばかりやっていたので、GPとしてあらゆる病気を診察するのが、かえって新鮮に思えた。その他に、すべての薬を英国名で覚えなおす作業もある。英国人専門医への英文紹介状、診断書を毎日数通書かなければならないなどと、日本ではなかった仕事もある。

最初は多少苦労するが、事前に日本で他科研修も受けていたので、どうにか短期間で慣れることができた。その他、無料電話医療相談、検査結果の郵送または電話報告、英国の病院に紹介して入院した患者さんのお見舞いなど、いろいろなサービスもしていた。

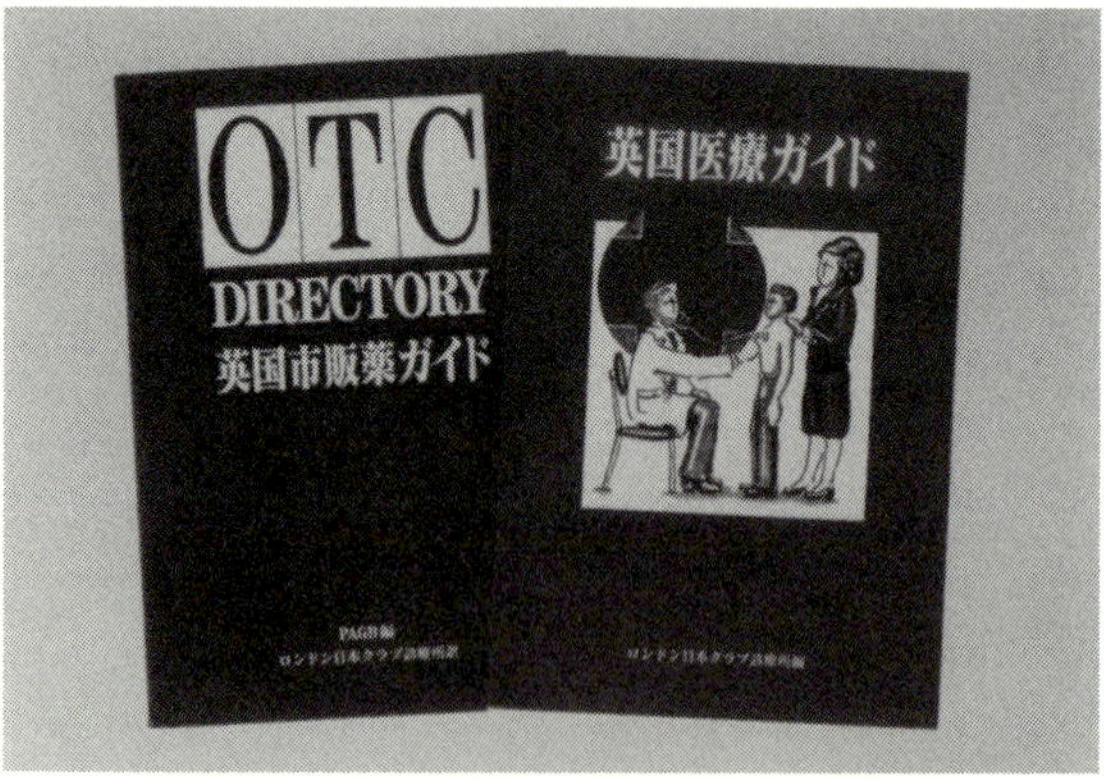

ロンドン日本クラブ診療所刊『英国市販薬ガイド』『英国医療ガイド』

「英国医療ガイド」と「英国市販薬ガイド」

英国で日本と違う医療に接してみて、これを解説する邦人向けの本がないことに気が付き、最初の一年間の経験をもとに、私が中心になって『英国医療ガイド』を作成した。内容は、英国の医療制度、救急医療、薬、予防接種、妊娠と出産、海外生活上の注意、医学英語、主な病気の解説など多岐にわたり、日本クラブ会員から大変好評を得た。そのため、ロンドンの日系書店でも一般に販売した。改訂版も帰国後に出したが、残念ながら現在は絶版になっている。

一方、英国で出版されている市販薬の解説書の日本語訳を行い、『英国市販薬ガイド』として発刊した。英国の市販薬約八〇〇種類が写真つきで解説されている本である。薬局で市販薬を買うときに、参考になる本である。これも好評を得た。これは改訂版が、今でもロンドンで買える。

どちらの本も出版までには大変な時間と労力を費やしたが、二冊の本を自分が中心となって編纂できたことは、英国で残せた大きな仕事であり、記念と考えている。

3 何もしない不自由な医療──日本はめぐまれた国──

二本立ての医療制度

英国の医療は、国営医療サービス（NHS: National Health Service）と、私費医療の二本立てである。国営医療とは、あらかじめ居住区内にあるGPに登録しておくことで、GPがホームドクターのような役割を果たしており、必要があればGPから病院に紹介してもらうシステムである。日本人でも労働許可を受けて仕事で滞在している者は、国営医療を利用できる。

かつて「揺りかごから墓場まで」と呼ばれて、高度の福祉国家を誇った英国も、当時、経済の停滞や福祉予算の削減などで、システムに陰りが生じていた。医療予算の削減に従って医療サービスが低下し、なかなかGPの予約がとれない、受診しても薬がもらえない、検査をしてくれない、すぐに病院に紹介してくれないなどの事態が生じていた。

予算が決まっている医療だから、予算が減ればサービスは低下する。GPはなるべく検査治療しないようになっていた。

国営医療に満足しない人は、自費の私費医療を受診する。全国民の一〇%以上が私費医療に依存しているという。金持ちとやむを得ない事情を持つ患者さんは、私費医療に流れている。

ただ、国営医療がうまく働けば、医療費は無料（処方箋料の自己負担のみあり）なので、心臓移植を受けてもタダである。国立病院の外来には、会計窓口がないから驚きだ。医療費は税金で賄っている。少なくとも必要最小限の医療は、すべての人が受けられるようになっている。以前は外国人の旅行者など、すべてが無料だったため、臨月になって、出産目的で英国に入国した例もあったそうだ。

ある日、診療所に発熱の患者さんが来た。高熱のため、自分のGPを受診したが、英国人の医師は診察したあと、「これはインフルエンザです。ウイルス感染なので、治療法がありません。水分を十分に取って、安静にしていてください」と言い、なにもしてくれなかった。「先生、英国の医者はひどい、なんの薬も出ないのですよ、何か薬をください。早く治してください」と訴えられた。英国では、診療しても薬を出さない、検査もしないということがよくある。

この患者さんの場合、理論的には英国の医師の言うことは正しい（現在ではインフルエンザの治療薬がある）。しかし、これを日本でやったら、患者さんは二度と外来に来ない。医療とは、何か癒しを求める患者さんに対するものだから、日本の医師は対症療法として薬を出す。英国には、治療しない医療というものがあるとは驚きだった。

怪我をしてGPを受診したが、レントゲン検査をしてくれない、救急で受診しても数時間待たされた、手術を二年間待たされた、あるいは、国立小児病院にかかるのに審査が面倒だとか、いろいろと不自由な話を聞いた。

そういった例を聞くにつれ、英国の国営医療は何もしない不自由な医療ではないかと思うようになった。なんでも検査してもらえ、薬が出て、どこでも自由に受診できる日本の医療がすばらしく思え、なつかしい気さえした。そんなわけで、最初は英国人医師の見落としを見つけては、得意になっていた時期があった。

日本人医師は抗生剤が好き？

ある日、病院の薬剤師と話をしていたら、「日本クリニックは、この病院の外来で処方される経口抗生剤のほとんどを処方している。日本人医師は抗生剤が好きだ」と言われた。そんなに処方していたつもりはなかったのだが、めったに処方しない英国からみると、異常なくらい多いようにみえるそうだ。

日本では、感冒に対して抗生剤が常用されている。風邪の大部分はウイルス感染が原因なので、細菌に効果のある抗生剤を使用しても、効果は期待できない。しかし、大量の抗生剤が使われてきた。患者さんも抗生剤が出るのが当然と考え、出さないと文句を言う人もいる。抗生剤を出さないで症状が悪化すると、医師が責められることもある。日本には抗生剤信仰があるのだ。

私は、英国に滞在している間に、だんだん抗生剤の処方量が減少した。感冒に関しては、その結果、特に患者さんの不利益はなかったと信じている。現在の日本では、どちらかというと、薬を出さないで患者さんが悪化するのを恐れて、ついつい薬を多めに処方しているのが現状である。

英国人医師は、傷の縫合後も抗生剤を処方していなかった。また、明らかに感染症があるのに抗生剤を使わない例も見た。どうも英国人のほうが日本人より治癒力が強いのかもしれないと考えたりした。日本は抗生剤の出し過ぎであり、英国は出し惜しみという印象を受けた。

日本では、医師は高価で新しい薬から使う。製薬会社の売り込みも、新薬が中心だ。英国では古く安い薬から使う。同じ効果なら安い薬から処方する。英国の製薬会社の担当者と話をしていると、いかに自社の薬が安いかを強調していた。抗生剤も古典的なペニシリンが一番使われていた。日本では、医師の医療費に対する効果という意識がまだまだ低い。

その他、気が付いたことは、英国では薬を処方する時、薬の副作用予防のための胃薬を出さない。日本ではしばしば胃薬を併用する。国営医療の処方料は、一剤ごとにかかるので、複数の薬を処方すると高くなる。そういう意味でも処方に抑制がかかっている。

日本に比較して、英国では薬の使用量が多い場合がある。英国人のほうが体が大きいからかもしれないが、薬によっては、常用量が日本の二倍近いので、注意が必要だ。英国では一二歳以上は成人扱いなので、成人量が使われていた。日本では子供の体の大きさからいって、一二歳を成人扱いするのは無理がある。

癌などで手遅れと診断されると、国営医療では治療してくれない。治療効果のある患者に医療費を使うべきという考え方だ。日本のように、ほとんど効果がないのに、「できるだけのことをしましょう」と言って、治療することはない。日本人の多くは、癌が見つかると帰国していた。効果が期待できなくても治療を受けられる日本は、ある意味幸福な国かもしれない。しかし、効果のない治療の副作用で苦しむ危険性もある。

日本では処方が必要な薬が、英国では市販薬として薬局で売られている例がたくさんある。最初、気が付かないで処方箋を書いたら、患者さんにどこでも売っていると言われて慌てた。風邪などは市販薬で治療して、GPを受診しない英国人が多い。私の英会話の先生は、「風邪でGPに行くのは、患者にとっても医者にとっても時間の無駄」とはっきり言っていた。英国の外来受診率は、日本の半分以下である。

検査をなるべくしない英国の医療

日本では、胸部レントゲン検査をオーダーする時、必ず正面と側面をオーダーしていた。胸は立体だから、必ず二方向から撮影するようにと、教育を受けていた。ところが英国では、私のオーダーはいつも無視され、正面しか写真が返って来ない。ある日、問い合わせると、放射線科医が正面の写真を読んで、必要な場合にのみ、側面を撮影していることがわかった。一枚でも放射線を浴びる機会を減らすためだ。

中学受験のため、日本の学校に提出する診断書に、胸部レントゲンが必要だったのでオーダーしたら、英国人放射線科医より電話があり、「なぜ、健康な子供の写真を撮る必要があるのか」と聞かれ、説明に苦労した。英国では、病気を疑わないのに検査はしない。

検診の胃のレントゲンは、隣接の病院に依頼して、撮影してもらっていたが、どうしても四枚程度しか撮影してくれない。四枚では正確な診断ができないので、日本のレントゲン写真を持参して、このように一二枚撮ってくれないかと頼んだが、だめだった。それどころか検診と称して、国中で毎年胃の写真を撮る日本のことを不思議がられた。日本に比較して胃の病気が少ないせいか、胃の定期的検査という発想がない。

日本では、他の病院に紹介する時、レントゲン写真を持たせても、必ず照会先で同じ検査をされる。英国では、前医の検査をそのまま利用していた。英国の医学書を読んでいたら、「レントゲンを撮らなくても良い場合」という項目まであったので驚いた。英国は世界でも最も放射線に敏感な国で、一方、日本は最も鈍感な国かもしれない。

指の打撲でＧＰを受診したが、〝レントゲン撮影を必要なし〟といわれ、当方のレントゲン検査で骨折が判明した例もあった。検査しないための見落としも時々みられた。

日本では、検査、治療は医師の裁量にまかされている。考えうるできるだけ多くの病気の検査をする傾向がある。医学教育でも、検査の必要性ばかりが強調されている。

私の研修医時代、検査のしすぎで指導医におこられたことはなく、いつも検査が足りないと怒られていた。見落としを恐れて、検査が多くなる場合が多い。患者さんの側も検査を希望する。かくして、かなり必要のない検査が繰り返される危険性がある。検査することが善と考えて、今まで医療を行ってきたが、英国に来て、検査をなるべくしない医療というものを初めて知った。

何度呼んでも救急車が来ない

救急を取り扱う国立病院が減らされたため、救急外来はいつも大変混雑していた。私費医療は救急はやらない。国立病院の救急外来では、数十人が待っていることもざらである。英国の救急では重症患者さんが優先されるので、日本の感覚のまま、風邪程度で受診すると、何時間も待たされることもある。指の骨折程度ではすぐ死ぬこともないので、数時間待たされた例もある。救急外来で待っている内に状態が悪化して、患者さんが死亡したという記事が、ときどき新聞に載る。CT（コンピューター断層撮影）などの設備のない救急病院もある（CT台数：日本一万六九三台、英国三四六台、一九九六年）。

救急で入院しても、もっと重症患者さんが来たからといって、退院させられた例もある。腹痛で国立病院へ一度入院した少女が、退院させられてそのまま日本クラブに来院したので、超音波検査をしたら、卵巣のう腫茎捻転《しゅけいいねんてん》で手術となってしまった例もあった。

救急車も日本に比較すると来るのが遅い。実際に呼んで、かなり待たされた例もある。何度呼んでも救急車がやって来なくて、死亡したという話が、新聞に掲載されていた。東京と同じ感覚で、救急車がすぐ来ると思っていると面食らう。救急車が来ても、住んでいる地域によっては、救急病院まで遠かったりする。英国と日本は世界で数少ない救急車がタダの国であるが、いつでも救急車がすぐに来てくれる日本はありがたい国である。

サービスは良いが、自己負担額が高い私費医療

日本クラブ診療所は、私費医療である。私費のGPといえる。専門的治療が必要になると、専門医（コンサルタント）に紹介する。多くは自分の病院のコンサルタントだが、他の病院や、有名なハーレーストリートの医師などに紹介することもある。毎日、数通の紹介状を書いていた。

コンサルタントは、国立病院の医師とか、私費医療専門の医師などからなる。受診料は高いが、丁寧に時間をかけて診察してくれる。コンサルタントは通常白衣は着ない。紳士的な振る舞いの医師が多い。病院内の広い診察室や豪華な個人診療所を使用しており、いかにも英国の医師といった感じである。

だいたい信頼できる医師が多いが、個人差があるのが欠点であり、中には問題のある医師もいた。日本クラブ診療所では、常に紹介患者さんの受診後の評判を聞き、医師選択の参考にしていた。診療所の歴史が長いので、多くのコンサルタントのリストを持っていた。

コンサルタントの初診料は一〇〇ポンド（約一万九〇〇〇円）前後（日本クラブ五五ポンド）であり、検査や治療をすると、さらに加算される。代金の支払いが別々なのが面倒である。また、日本の保険医療の感覚からいくと、かなり高額である。しかし、我々日本人医師からみると、少ない患者さんをゆっくり診察できて、理想的である。肉体労働者のような日本の医師と大違いである。コンサルタントに患者さんを紹介すると、経過を追って何通もの回答が返ってくる。この点も非常に丁寧である。ただ、毎日、英文の手紙が多くなりすぎて、読むのに苦労する。

私費で入院した場合、病室は完全個室であり、一日四〇〇ポンド前後と高額である。食事はウエイターが給仕してくれて、主治医の許可があればワインもつく。ホテル住まいのような気分の入院生活であるが、長くなると支払いが大変である。私費医療は、サービスは良いが、自己負担額が高い医療である。

英国の検診

英国には日本のような定期検診がない。子宮がんと乳がんの検診はやっているが、それ以外はない。個人の健康はGPが管理すれば良いという考え方である。乳がんは多いので、レントゲン（マンモグラフィー）も併用して、検診していた。日系会社は日本の法律に従い、日本人のみ定期検診を受けていた。その検診を日本クラブ診療所が受け持っていた。

日系企業に勤務していても、英国人は検診が除外されている場合が多かった。検診の効果については、日本でもいろいろ議論されているところであるが、全国民が一応検診を受ける機会が与えられている日本はめぐまれている。

郷に従えないこともある

ある日、幼稚園の英国人の先生から電話があった。預かっている日本人の子供のGPが私なので、子供の体にある青あざを見てもらいたい、幼児虐待の可能性もあるとのこと。つれてこられた子供を診察すると、確かに尻を中心に青あざがある。ただし、これは日本人なら誰でも知っている蒙古斑《もうこはん》である。欧米人には蒙古斑はないので、勘違いした例である。英国では幼児虐待が多いので、過敏になっている。

子供が高熱時に英国の医療機関を受診すると、かなり過激な治療を受ける例をよく聞いた。子供を裸にする、冬なのに窓を開ける、扇風機をまわす、水風呂に入れる、アルコール綿で体を拭くなどである。高熱時、急速に体温を下げるためには必要な処置かもしれないが、日本人の母親はびっくりしてしまう。日本では、首、腋下《えきか》、そけい部を氷で冷やすのが、一番効果的と考えられている。

乳幼児の筋肉注射を、英国では太ももにすることが多い。日本では、でん部または上腕にする。足の筋肉量が多いので、副作用が少ないと考えてのことだが、日本人の母親は足に注射されるのは抵抗があるようだ。

英国の医療から日本が学ぶこと

以上、英国国営医療のサービスがなぜ低下したのか、原因をまとめると、まず低医療費政策が原因である（先進七ヶ国中最下位）。安い医療費で、良い医療はできない。さらに、国営医療が肥大化して、国家管理が行き過ぎたこと、制度の改変が繰り返されて、医療現場が対応できなくなったことなどが考えられる。その結果、現在のような状態に陥り、医師も医療関係者も労働意欲が低下している。一部には医師の海外流出まで起きている。

英国の不自由な国営医療を見ると、日本では皆保険制度により、患者が自由に医療機関を選択でき、平等に医療を受けられる、非常に良い国であるのを実感した。現在の日本の医療レベルは、諸外国と比較しても遜色ないと思われる。平均余命は世界一だし、乳児死亡率などの医療統計も最高水準である。

その医療費は患者さん側からみると、自己負担が高いように感じられるが、世界的にみるとかなり安い医療費である。医療費の対GDP（国内総生産）比では、日本七・二％と、アメリカ一四％の半額ほどの医療費にすぎない（一九九六年）。英国はさらに低く、六・九％程度である。一般に医療サービスのレベルは、医療費に比例すると言われている。

もちろん日本の医療には、いろいろ問題がある。三分診療にみられるように、診療時間が短く、医療の質に問題がある。医療費が同じなのに、医療レベルがどこでも同じわけではない。薬や検査が多いという問題もあるし、多忙ゆえの医師の説明不足など、改善すべきことが多い。最近、医療事故も目立つ。これは、安い医療費でもって、少ない医師・看護師が、無理をして多くの患者さんを診察している現状も原因の一つである。

日本では、医療保険上の管理統制が強く、治療上必要と考えて医師が行う検査、治療が、保険審査で一方的に過剰診療とされる場合がある。それも医学的根拠がなく、単に医療費を減らす目的からだけだったりする。英国の私費医療の場合、なんの制限もないので、医師の判断にすべてまかされており、自由であった。いつも保険の制限を気にして診療している日本の保険医療に比較して、英国の私費医療は大変やりやすかった。

英国の国営医療の姿は、日本の将来を予感させるものであった。日本の皆保険制度が経済的に行き詰まる中で、国による医療費の抑制が始まっている。ただでさえ安い医療費をさらに減らすと、保険医療のサービス内容が低下する。公的医療が頼れなくなると、日本も英国のように、自己負担が高い私費医療が広がる可能性がある。

すでに、政府は混合診療を通じて、私費医療の拡大を考えている。私は、患者さんの資力で受けられる医療の内容が差別される社会になることを恐れている。税金を投入しないかぎり、医療サービスは今後低下し続けるだろう。ただ、英国の場合は、行き着くところまで行ってしまった反省から、労働党政権のブレア首相になってから政策が変更され、医療費を対GDP比九・四％まで増やす予定と聞いている。すぐには良くならないだろうが、今後の国営医療の改善を望みたい。日本の医療費抑制政策が行き過ぎ、英国の国営医療のようにならないことを願っている。

4　家族中心の生活の豊かさ

日本のものは、ほとんど何でも手に入る

近年、多くの日本人が外国に居住するようになってきた。誰でも外国に行ける時代である。当時、ロンドンだけでも、五万人以上の日本人が住んでいると言われていた。ロンドンの場合、日本のものはほとんど何でも手に入る。日本食レストラン、寿司屋、床屋、塾、本屋、学校、食料

品店、不動産、車の修理工場など、何でもある。私は、毎晩衛星放送でＮＨＫのニュースを見たり、読売新聞を読んだりしていた。昨日の貴乃花の取り組みがどうのというのが、朝の話題になるくらいである。阪神大地震の時も、生中継を自宅で見ることができた。

英国は住みやすい

まず住居だが、ある程度治安が良く、会社や学校への便が良い所となると、どうしても日本人が固まって住む傾向がある。私が住んでいたゴルダーズグリーンは、かつてジェイ・ジェイ・タウン（JJ Town（area））と呼ばれていた。ＪａｐａｎｅｓｅのＪとＪｅｗ（ユダヤ人）のＪである。私の家も、隣家はほとんどユダヤ人だった。ただ日本人は、誰がユダヤ人か、外見では区別がつかない場合が多い。その他、日本人学校の周辺に、日本人が多く居住する傾向がある。そんな事情がわかっているので、英国社会に溶け込むため、わざと日本人が絶対住まない地域に居住した人もいる。

経済的に裕福な大企業の駐在員は、一般に日本で住んでいたより大きな家に住める（ただし古い家が多い）。企業のトップになると、大邸宅と呼べるような家に住んでいた。東京の自分の住んでいたマンションなどは、まさにウサギ小屋レベルである。私のロンドンの社宅も、敷地が一五〇坪、床面積七〇坪と広く、それだけでも生活の余裕が感じられた。さらに自宅の近くには美

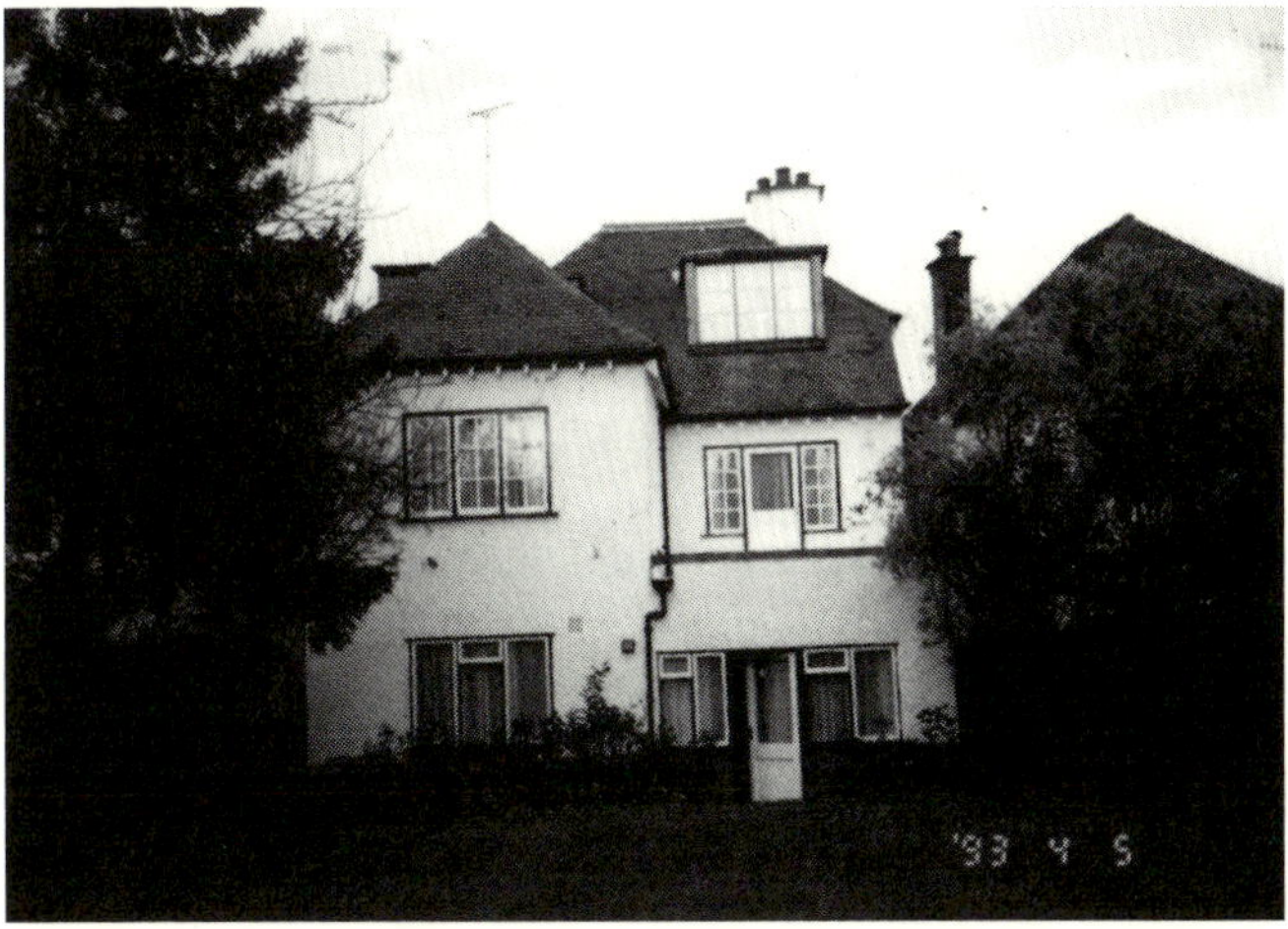

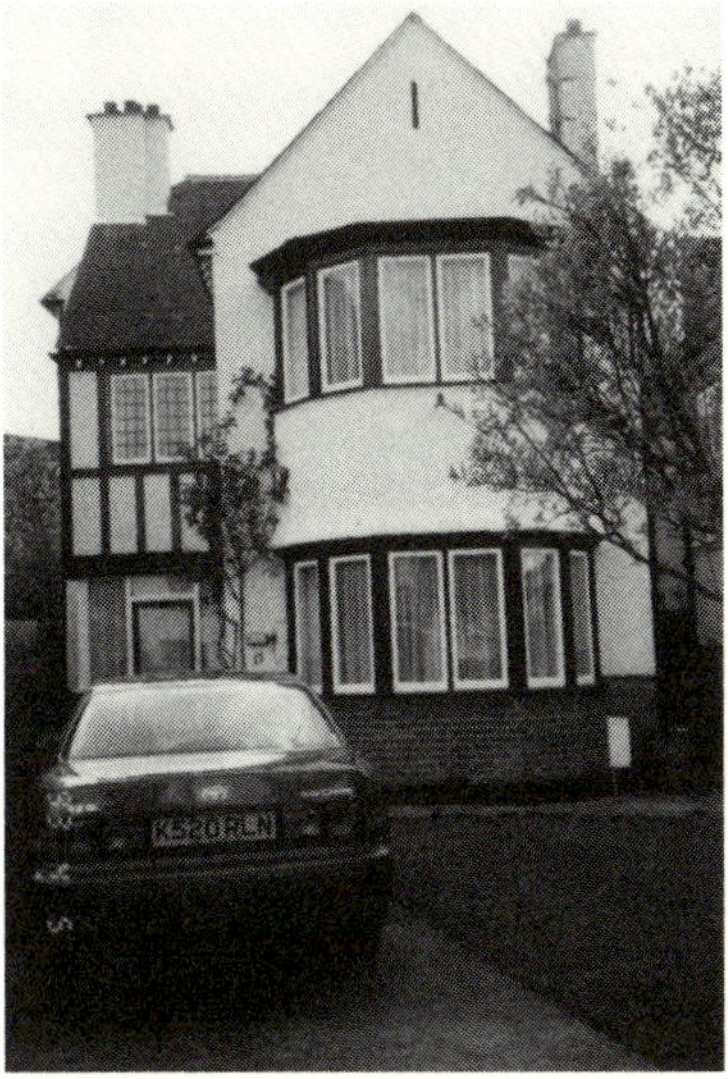

ロンドンの社宅（自宅）、裏（上段）
には芝生の庭が広がる――以前
は診療所だった

しい公園が広がっていて、休日に散歩するだけでも心が休まる環境であった。

英国の個人所得は、当時日本の半分程度と言われていた。しかし、それは生活レベルが半分という意味ではない。東京とロンドンを比較すると、英国のほうが住環境が良く、物価も安く、かえって生活レベルが高く感じられた。日本は、衣食住、教育などが高くつく社会であり、東京は特に住みづらいのを再認識した（現在は、日本のデフレや為替レートの関係で、ロンドンはそれほど安く感じない）。収入だけで生活の満足感が決まらないことが良くわかる。

一人ひとりが大切にされている教育

教育は、親にとっては頭を悩ます問題である。子供の学年にもよるが、子供が小学校高学年で日本の中学受験をめざす場合は、日本人学校を選択する場合が多い。日本人学校に通学して、受験塾通いをする。

せっかくロンドンに住んでいるのに、外国の学校を経験できないのはもったいない気もする。私の家の場合は、二人の子供とも小学校低学年だったので、迷わず近くの私立の現地校に入学させた。その結果、十分異文化体験ができ、英語もある程度身につき、貴重な経験をさせることができた。親も子供の友達や先生、父兄を通じて、英国人と交流でき、勉強になった。

私立の学校の授業料は日本とだいたい同じだが、英国ではひとクラスが五〜一五人だったので、目の行き届く教育を受けられた。画一的な教育でなく、一人ひとりが大切にされている教育に見えた。学校では子供の能力に合わせて、同じクラスでも個別の内容を勉強していた。強制や押し付けはなく、子供にとってもストレスの少ない教育環境であった。これは良い私立学校にめぐり合ったこともある。すべての学校に当てはまるわけではないようだ。

英語を習得するには

外国の学校に行けば、すぐに子供の英語ができるようになるとは限らない。外国の学校に通い、さらに親と子供が大変な努力を重ねて、初めて進歩する。英語が少しできるようになると、今度は日本語が怪しくなる。バイリンガルという言葉があるが、誰でもそのレベルに到達するわけではない。両方駄目になった例も多く見ている。

いろいろ話を聞いた感じでは、五年以上英語圏に住まないと、バイリンガルは難しいようである。会話が不自由なくできても、読み書き、内容が伴わない英語は、日本に帰るとすぐに忘れてしまう。今は、帰国子女はたくさんいるが、英語が少しぐらい話せるだけでは日本でも通用しない。英語を使って、そのうえ何ができるか問われる。

私の子供たちは帰国後、英語が得意科目になり、その後の中学、高校で大変自信を持つことができた。また、外国人コンプレックスが初めからない子供に育ったのが、大きな利点である。

駐在員の社会

ロンドンに派遣されてくる会社員は、エリートが多いとのことだ。もともと高学歴高収入なのに、さらに海外勤務手当もあり、経済的に恵まれている。大部分の企業は住居費、教育費、医療費は会社負担である。日本の経済力を背景にして、英国に対して優越感を持っている人も多い。ロンドンを見て、夏目漱石は「まるで御殿場の兎が急に日本橋の真中へ抛り出された様な心持ち」だったそうだが、今の日本人は英国で何を見ても、それほど驚かない。

日本の会社の上下関係が、そのまま英国に持ち込まれる。家族を含めて、私生活も会社仲間と行動する場合が多いようである。人間関係が親密になり、良い面もあるが、村社会になり、他人の生活が見え過ぎてまずいこともある。

今は、英語を上手に話せる人が多いから、仕事や社交で英国人と表面的なつきあいはできるが、一歩踏み込んだ交際はなかなかむずかしい。英国人のほうも、そう簡単には腹を割らない国民性である。日本人とつきあっているほうが気楽である。結果的には、英国に住んでも日本人とつきあい、英国の表面的なものしか見ないうちに、任期が終了してしまう。外国に住んだものの、意識としては国際化されているわけではない。日本に帰れば、単なる楽しい英国の思い出になってしまう。帰国子女の子供たちも急速に日本人に戻って、受験勉強に忙しい。

海外生活といっても、そういった一面がある。それを言うと日本クラブの医師は、まさにその日本人社会にどっぷり漬かっている存在である。それなりに英国人社会に入り込むように努力したつもりだが、後で考えるとはなはだ不十分だった。

日本人留学生

日本人留学生も、診療所を受診する。語学研修学生が多いが、外国に住んだだけでは、英語ができるようにはならない。というのは、日本での国語力以上に、英語ができるようにはならないからだ。また、英語のための留学ではなく、何か専門的な勉強をしている学生のほうが、優秀な人が多い。あまり目的もなく、英国に滞在している若者を多くみた。〃国際フーテン〃と呼ばれている人たちもいた。日本の学校でうまくいかなかったり、受験に失敗したりして、英国に逃避してきた学生もいた。親が金持ちなら、中学、高校ぐらいから、英国に送り込んでくる例も多い。

留学がエリートだった時代は、すでに終わっている。優秀な人だけが留学するわけではない。誰でも留学できる。経済的に恵まれていない貧乏学生もいる。時々貧乏学生から、医療費をまけてくれと頼まれた。注射をしようとすると、「それいくらですか」とか言われ、注射できなかったり、「薬代が払えない」と言うので、試供品の薬をただであげたりしたこともあった。英国人コンサルタントに紹介したのに、無断キャンセルしたり、治療費を払わず、帰国してしまったりした例もあった。日本人学生ばかりでかたまって行動していて、英国人と交流しない人たちもいた。一

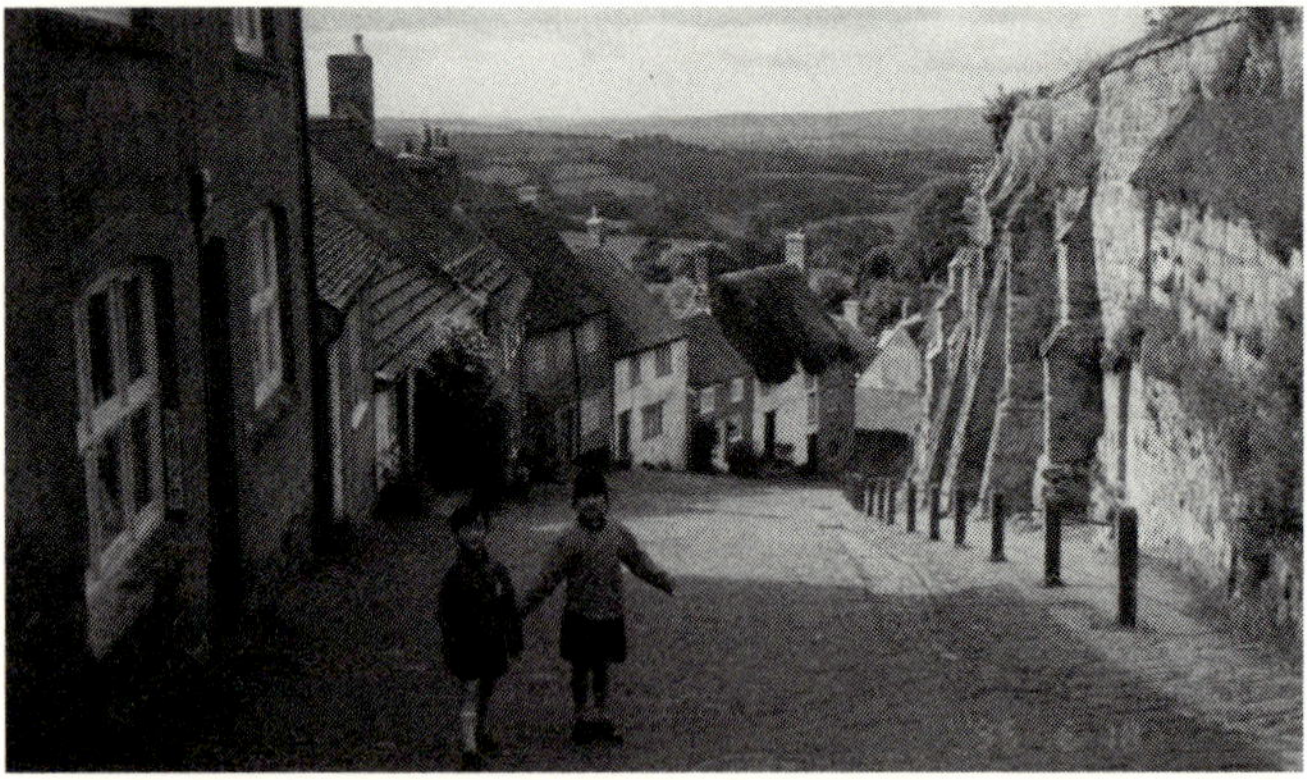

シャフツベリーのゴールド・ヒルにて

方、英国の名門大学に留学していて、しっかり勉強している若者もいた。

家族で英国生活をエンジョイする

私は日本では週に一日休むのがやっとで、当直もあるし、平日でも夜遅くならないと帰宅できない生活だった。それがロンドンでは完全週休二日であり、なおかつ六時には仕事が終わり、三〇分後には自宅に帰れた。家に仕事を持ち込むこともまれであった。医師になって初めて、こんなに余裕のある生活ができた。これが人間的な生活というものかと思った。子供たちと接触する時間も長くなり（当然妻とも）、家族中心の生活になった。

土日は家族で美術館や博物館、旧所名跡の見学に出かけた。大英博物館、ナショナルギャラリーなどは、入場料無料で見学できる。英国史上、有名な場所もたくさん訪問した。一泊二日の小旅行も毎月のように出かけ、英国の美しい田舎を訪ねた。城や貴族の館などがたくさん公開されている。イングランドだけでなく、ウェールズ、スコットランドまでも車で足をのばした。どこまで行っても高速道路は無料であり、空いている。宿はビー・アンド・ビー（Bed and Breakfast）という民宿が、安くて清潔で、どこにでもある。少し奮発すれば、貴族のマナーハウスや城にも泊まれる。

少し長い休日があれば、ヨーロッパ諸国にも、日本の国内旅行と同じ感覚で行ける。パリまで列車で三時間である。飛行機で二時間も飛べば、何ヶ国も訪ねられる。週末はパリへ、スキーはスイスへ、夏は地中海へと、気楽に旅行できた。さらに費用は日本の国内旅行より安いぐらいである。一〇ヶ国からの国々を旅行した。車でフランスまで行ったこともあった。

スポーツもウインブルドンテニス、ヘンリーロイヤルレガッタ、ボートレース、ロンドンマラソン、クリケット、サッカーと、なんでも観戦できる。ゴルフコースは、自宅から三〇分以内に何ヶ所もあり、いつもすいていて、二〇〇〇円程度でコースを回れる。妻とよく行ったゴルフ場は、いつも前後に誰もプレーヤーがいなかった。

コンサート、オペラ、バレエ、ミュージカルなどは、チケットは日本より安く、なおかつ取りやすい。オペラやバレエは、英国に行ってから見るようになった。

その他、大使館、会社関係などの各種パーティーの招待も多く、日本では会えないような人にも会えたりする。医師以外の職業の人たちとの交流は、大変勉強になることが多かった。

伝統的英国紳士の社交クラブにも、何回か招待された。

子供たちは学校以外にも、英語、ピアノ、バレエ（娘）などを学び、サマースクールに参加した。妻は英語学校で勉強し、ゴルフの練習、英国式フラワーアレンジメントといろいろ経験できた。私もGPの講習会や教養講座を受講し、英語や英国史を個人教授について勉強した。ゴルフも多少かじった。大英図書館や英国医師会図書館も利用できた。

英国に住んだおかげで経験できたことは数限りなく、この三年間があったことで、自分の人生はどれだけ豊かになったことだろうかと思われる。

5　日本人の国際化に思う

海外の診療所はよろず請け負い業でもある

診療所には、いろいろなことが持ち込まれる。夫婦喧嘩の仲裁から、離婚のトラブル、英国人医師への不満、犬の病気の相談まで、雑多である。協力できるものは協力するが、単に甘えとしか思えないものもあった。同じ日本人だから、世話をしてくれると期待しているのだろうが、大人なのだから、自分で解決してもらいたいものもあった。ただ、いろいろな相談に応じることは、村の医師のようであり、個人的には楽しかった面もある。

日本では、相手がこちらの気持ちを察して動いてくれるのを期待する。英国人にも多少そういった日本的な人もいたが、多くは理論で説明しないと通じない。黙っていては通じない世界である。英国に住んでいても、そういった違いを理解しないで、日本にいるのと同じように行動している人もいた。話さないとわからない社会である。一方、理論的に話せば解かり合える場合も多い。

外国に一度は住もう

現在は、だれでも海外旅行できる時代であるが、観光旅行と住むのとでは違う。機会があれば、一度外国に住むことをお奨めする。住んでみてわかることも多い。ただ、できれば目的や仕事を持って住むほうが良い。そうしないと安易に流れてしまう。海外生活経験は、必ずや人生にとって貴重な経験となるだろう。より多くの人が海外と交流することを通じて、日本人の意識の国際化は進むのだろう。

近年、英国ブームであり、本屋に行くと、英国関連本が山ほど売られている。多くは片思い的に英国を礼賛しているが、英国がすべて良いわけではない。どんな国にも良い面もあれば、悪い面もある。外国に学び、自国の参考にすることも大切である。

医療に関して言えば、英国の国営医療の経験は、日本の今後の方向付けに非常に参考になると思われる。単に医療費を減らすだけでは、医療レベルの低下を招く。その前例が英国である。英国の経験が、今後の日本の医療改革に生かされるように期待したい。

一生の宝

帰国後、私はいったん大学病院に戻り、勤務していたが、研究、教育、診療の面で一応の区切りがついたので、比較的時間の余裕がある職場への転職を希望していたところ、大学の派遣先である「出版健康保険組合の健康管理センター」に派遣されることとなり、現在に至っている。今は出版関係者対象の内科外来、健康診断、検査、健康指導などの業務についている。

英国での経験が今の仕事に直接役立っているわけではないが、仕事や観光で海外へ行く患者さんも多いため、各種相談に乗ったり、英文紹介状、英文診断書の作成をしたりして、経験を生かしている。時々外国人の患者さんもある。

欧米人の患者さんは、日本で職がある場合、日本の保健医療機関を利用できるが、言葉の問題(日本の大部分の医療機関は、外国人の診療に慣れていない)や、日本式の長時間待たされて、短時間の診察を嫌うので、多少医療費が高くても、外国人相手の私費の国際クリニックや、海外医療経験のある日本人医師を受診しているようである。日本で診療している欧米人の医師は、免許の関係もあり、極めてまれである。

帰国後八年近くになり、英国での生活も遠いことになってしまっていたが、今回この文章を書くにあたり、多くの楽しかった思い出を再び思い返すことができた。英国での生活の経験は、私にとっても家族にとっても「一生の宝」として残ってゆくだろう。

7章

ノクスビルの不幸

―海外進出企業で働く産業医の役割―

阪上皖庸

産業医とは

当たり前のことだが、医師は病院や医院で患者を診療している。そこには内科医、外科医、産婦人科医など、専門に応じて様々な医師がいる。しかし、そのような当たり前の場所では働いていないため、一般の人にはあまり知られていない種類の医師もいる。産業医がそうだ。企業や組織で労働者の健康を守るため、さまざまな保健活動を行なうのがその職務である。

医師らしい治療行為には原則として関わらないが、健康診断や保健指導、職場巡視や作業環境管理の他、海外進出企業では海外派遣労働者や、時にはその家族の健康管理も守備範囲となっていて、なかなか忙しい。M社に勤める私も、そのような医師の一人である。

海外進出企業で働く

M社は家電製品や情報関連機器を製造販売する企業であり、海外各地に関連事業所を抱えている。二千数百人の社員を常時海外に派遣しており、帯同する妻子の数は派遣者数を上回る。このため、世界の各地に滞在するこれらの人たちの健康保持は、会社にとって大きな問題だ。産業医は定期的に医療巡回を行い、重大な傷病事故が起これば、何をおいても現地に飛び出さねばならないこともある。

少し前、こんな事件があった。

1　ともに苦しむのも医師の役目

突然の電話

Ｍ社の在米関連会社を統括する米州本部の関副参事から、事故の知らせが私に届いたのは、三月二十五日月曜日、出勤直後のことだった。アメリカ、テネシー州のノクスビルにある電子部品製造会社、ＡＳＣＯＭへ出向中の秋永主事の坊ちゃんが、こともあろうに奥さんの車に轢かれて、大学病院のＩＣＵ（集中治療室）に収容されたという。意識不明の重傷らしい。

事故が起きたのは二十二日、金曜日のお昼頃とのことだが、知らせが遅れたのは週末に重なったせいだろうか。関副参事は「どうすれば良いでしょう」と言うが、これだけの情報では判断のしようがない。現地から直接私のほうに詳細を知らせてくれるよう頼んだ。

海外勤務者名簿を見ると、秋永さんは三七歳、奥さんは三〇歳であり、八つになる男の子を筆頭に、三人の子供がいる。事故に遭ったのは三歳の末っ子、稔《みのる》ちゃんだ。奥さんはたまらない気持ちだろう。

午後一時過ぎ、定例会議の席に電話が入った。ＡＳＣＯＭの河野社長からだった。「子供は"going to die"だと、担当のドクターは言っています。胸を強く押さえ付けられていたため、息ができず、ほとんど脳死の状態だそうです。首から下のむくみとあざが取れてきて、良くなってきたように私には見えるのですが、見込みはほとんどないのだそうです」

何ということだ。事故の状況について尋ねると、……停めていた奥さんの車が自然に後退して、子供が下敷きになった。しばらく気が付かなかったので、車体をジャッキアップして助け出すまでに、五、六分はかかった。しかし、助け出した頃には救急車が駆け付けていて、すぐ子供を病院に運んでくれた。

ドクターは家族立会いのもとで、生命維持装置を外すか、あるいは手術を含め、あの手この手で延命を図るか、どちらかに決めてほしいと言っている。私たち素人ではどうすればよいのかわからない。できれば先生にお越し願えると大変ありがたいのだが……とのことだ。

これは大変だ。だが、困った。翌二十六日には滋賀県で講演のあと、グループ企業の健康管理室産業医会議がある。二十七日も社内の研修所で海外出向予定者に講義があり、夕刻にはまた講演だ。代役はきかない。二十九日は産業衛生学会。発表予定の演題があって、心待ちにしていたが、これは代役でしのげる。四月一日の新入産業医入社式にも参列できないが、止むを得まい。

海外医療対策室には、私以外に三人の担当医がいるが、いずれも手一杯仕事を抱えている。修羅場の経験も乏しい。河野社長には、すぐにと言われれば若い医師に行ってもらう他ないが、二十八日なら何とか、と伝え、しばらく様子を見てもらうことにした。

現場の混乱と海外医療対策室へのSOS

翌二十六日、出勤を待ちかねたように電話が鳴った。社長からだった。

……子供の容態は変わらない。二十九日までこの状態が続けば、医師団は家族に決断を迫る模様だ。脳死確認後、生命維持装置を外し、移植のための臓器提供に同意を求めたいとの意向らしい。もし先生に二十八日のＪＡＬで発ってもらえると、その日のうちにこちらに着き、「決断」には間に合う。私どもとしてはドクターと家族の間に立って、どう対処すれば良いのか、本当に困っている。何とかお越し願いたい……。

普段は平和な地方都市の事業場に、降って湧いた災難だ。為すすべのない困惑ぶりだが、無理もない。しかし子供が収容されたのは先進国の大学病院であり、医療に不足はないはずだ。そのうえ、本当にお気の毒だが、死亡がほぼ確実視されている。私がその場に割り込んでも、何の役に立つだろう。

だが、家族はきっと悲嘆の極みにいる。社長や社員も困っている。他の海外関連会社の出向社員も、海外医療対策室の対応を見守っているに違いない。いつのことだったか、こんなドイツの諺を読んだことがある。

"Geteilte Freude ist doppelte Freude,
Geteiltes Leid ist halbes Leid"

共に喜ぶは倍の喜び、共に苦しむは半ばの苦しみ。そうだ。共に苦しむのも医師の役目かも知れない。

横尾健康管理担当常務の出勤を待って事情を説明し、出張を具申した。それは是非に、とのことだった。

空路、ノクスビルへ

アトランタ空港のロビーでノクスビル行きの乗り継ぎ便を待っていると、茶色のジャンパー姿をした小柄な中年の男性が声をかけてきた。

「秋永の義兄ですが…」と言われる。ここまで同じ便だったらしい。丁重な言葉の端々に、東北訛りが洩れる。福島県いわき市からだそうだ。双方の母親二人は会社の方が同伴して一日早く発ったが、自分はパスポートの取得に手間取って遅れた。初めての外国なので勝手がわからず、「ようやくここまで辿り着けました」と、ホッとした様子だ。

そうだろう。この空港は幾つかのコンコースの間を地下鉄が走るほど馬鹿でかい。入国手続きにはたっぷり一時間はかかったし、スーツケースを一旦受け取ったあと、税関を通って、また預けなければならない。英語も不慣れな様子だ。汗が出るのももっともだ。

ノクスビル空港に着いたのは、定刻より少し遅れ、午後十時過ぎだった。この地へは昨年十月に、中南米への医療巡回の途中に立ち寄ったことがある。ロビーに出ると、河野社長の他、大橋副参事や新家副参事など、幾人かの見覚えのある顔が見えた。お疲れのところ申し訳ないが、すぐ病院に行ってほしい、とのことで、義兄や他の人たちと別れ、社長の車に乗り込んだ。社長によると、午後四時頃、子供の容態が急変したという。今はどうなのだろう。外は雨だった。

一五分程走った街外れに、目指す病院があった。人口三四万人のノクスビル・カウンティの中心的な病院だそうだが、それにしても大きい。私が勤めるM社健康管理センターに隣り合うM記念病院は病床数三五〇床だが、その数倍はあろうかと思える。赤茶色の堂々たる建物だ。手前の広々とした駐車場の左手にはヘリポートがある。正面のロータリーの植え込みには、"The Memorial Hospital of The Tennessee State University" と彫り込まれた、横長の大きな黒い御影石がどっかりと腰を据え、病院の雰囲気を一層重々しくしていた。

正面玄関を入り、広い廊下を真っ直ぐ進む。右側にカフェテリア、売店、外来カウンターが順に並んでいる。左手は外来診療エリアらしい。突き当たりの右手に小児ＩＣＵの待合いロビーがあった。ソファがたくさん置いてあり、かなり広い。一〇人ぐらいの黒っぽい一群が、こちらを見て一斉に立ち上がった。社員の人たちだ。ほとんどの人は見覚えがある。ボニーさんもいた。昨年訪れた時、医療機関の視察などでエスコートしてくれた、庶務担当の物静かな女性だ。どこからか秋永さんが現れた。少し疲れた顔付きだが、落ち着いた様子だ。

「先生にはいつでも自由にICUに入ってよいという許可をもらっています」とのことだ。早速、彼と二人で二階にあるICUに上がった。

残念だが、ホープレスだ

観音開きの自動ドアが開き、中に入ると、すぐ左手は監視用モニター機器が並んだカウンターになっている。数人の手術衣のスタッフがいた。皆はすでに、私が何者であるかを心得ている様子だ。

奥行七メートル、横に一五メートル程度の横長の室で、窓はなく、ベッドは五床。それぞれのベッドの周りには様々な機器が置かれているせいか、ここは日本の病院並みに手狭な感じだ。入口の対側に手術用の手洗い場があり、ヨードチンキを染み込ませた使い捨てのスポンジとブラシで手を消毒する必要がある。しかし外来者は手術衣やキャップは着けなくてもいいらしい。

目指す子供は、カウンターの前を左に進んだ奥の右手に横たわっていた。丸々と太り、さぞかし可愛い盛りの腕白坊やだったと思える幼な児だった。だが、意識がまったく失せた顔の大部分は、溢血斑《いっけつはん》で赤黒く変色している。両まぶたは腫れ、まぶたの間には目やにがこびり付いていた。一度許されてICUに入った社長が、子供の顔は「ザクロのように赤かった」と恐ろしげに言っていたが、それはこの皮下溢血のせいだったのだ。胸部への強い圧迫で、頭部から心臓への血液の還流が滞ったためと考えられる。

レスピレーター（人工呼吸器）は規則正しく動いている。自発呼吸はないようだ。腫れたまぶたを開けてみると、瞳孔《どうこう》は完全に散大し、白っぽく濁って見えた。やはり望みはない。秋永さんは無表情だった。

しばらくしてドクター・アンダースンと名乗る中年の小太りの医師と、レジデント（研修医）だという、まだにきび痕の残っている若い女医が現れて、別室で容態を説明してくれた。

脳のCTでは、脳に直接損傷が及んだ形跡はない。しかし脳浮腫《のうふしゅ》が強いので、脳ヘルニアによる脳幹死《のうかんし》を避けるため、この子供にとっては極量（体重あたり許容される最大投与量）のマニトールを投与しないわけにはいかなかった。その結果、一時間当たり一〇〇から一五〇ミリリットルの利尿《りにょう》が得られたが、午後四時頃、ハイポボレミック・ショック（循環血液量減少によるショック状態）に陥った。収縮期血圧は一時四〇ミリ水銀柱まで落ち込んだが、ノルアドレナリンやステロイドの投与でどうにか持ち直し、今は小康状態だという。

脳浮腫を抑えるためにマニトールで「水抜き」を図ると、循環血液量が減って血圧が落ちる。

ノルアドレナリンなどの昇圧剤で血圧を上げると、脳浮腫が進む。これはヴィシャス・サイクル（悪循環）であり、今後の見通しは……残念だが、ホープレスだ。午前中まで時折見られた自発呼吸も、今はない。脳幹反射も消失した。ただ、二十六日に記録した脳波検査では、右側頭頂部からの誘導にのみ、わずかに脳波を認めたので、まだ脳死状態だとは断定できない。ミスター秋永ができる限りのことはしてほしいとの希望なので、そのように努めている…、とのことだった。秋永さんは、意外と思えるほど淡々とした表情だった。心の中は、一体どういう状態なのだろうか。

二人のドクターと別れ、階下のロビーに戻った。皆が待ち構えていた。この病院には重症患者の家族用にホテルが併設されており、秋永さんはそこに部屋を取ってあるということで、間もなく姿を消した。

2　海外進出企業の社会的責任とは

臓器提供

社長によると、秋永さんは内心もう諦めていて、もしドクターが強く望むなら、子供の臓器を移植のために提供してもよい、とまで洩らしたという。彼のお父さんが亡くなった時も、その遺志に沿って遺体を献体したとのことだ。

意外だった。私はむしろ秋永さんに臓器の提供を説得しなければならなくなることを、密かに覚悟していた。しかし社長は、奥さんの気持を察すると、これ以上子供の体を傷めるのは忍びない、臓器提供は思い留まらせたい、との意見だった。

アメリカ人にとって、子供は自分の単なる所有物ではない。神のギフト、神からの預かりもの、という感覚だ。子供の魂が神に召されるのなら、魂の器であった体の一部を、それを必要とする人に与えることは、神の御心に添うことだろう。イエス・キリストも自分の血と体を、皆に分け与えたのだから。

アメリカではこんなわけで、脳死後の臓器移植は社会的に容認されている。実績も相当数に上がっていて、移植のためのシステムも確立している。ただ、子供の場合は脳死症例が少ないため、ウェイティング・リストにある子供は、移植を受けるチャンスになかなか恵まれないという。

私は社長と、横に坐った新家さんに言ってみた。

「ASCOMがこれまでともかく順調にやってこられたのは、もちろん社長を始め、社員の皆さんのご努力があったからこそですが、やはり何といっても、このアメリカのお蔭だと思います。この国が受け入れてくれたからです。

でもアメリカは、企業の社会的責任を日本以上に強く意識する国だと聞いています。優秀な製品を供給する、税金を収める、雇用を促進するといった、企業活動そのものが果たしている社会的貢献は当然として、学校や教会へのドネイション（寄付）やボランティア活動といった、そうした形での地域社会への参加も強く期待されているはずです。ノクスビルでもアメリカの他の地域と同じように、フィランスロピーとか、コーポレート・シティズンシップということが、いろいろ言われているのではないかと思います。

せっかく秋永さんが純粋な気持で臓器提供を考えておられるのですから、日本人と日系企業に期待されている社会的貢献を果たすという意味でも、秋永さんの気持を支えてあげるのがよいのではないかと思います。奥様もさぞつらいでしょうが、ご主人の気持に同意なさっておられるのではないでしょうか」

社長は頷いておられた。しかし私は一方で、別の疑問を感じていた。稔ちゃんの死は自然死ではない。過失致死ということになると、司法解剖もありえるのではないか。そうだとすると、臓器提供との関係はどういうことになるのだろう。

社長によると、秋永夫人は日本人会の連絡係を担当しており、事故の日は日本人会の会報を、会員の家に配って回っていた。この会報は、会長をされているUT（テネシー州立大学）の鮫島教授の寄稿文を載せた重要なものだったらしい。夫人は稔ちゃんを連れてサリバン・きみ子さん宅に立ち寄り、そこで近所のもう一人の奥さんを交えて、三人で二時間余り、立ち話をした。稔ちゃんはその間、前庭でおとなしく遊んでいた。

ふと気が付くと、ガレージに向かって緩い上り坂になったドライブウェイ（取り付け通路）に止めてあった夫人の車が、どうしたことか自然に音もなく後退し、子供を下敷きにして止まっていた。稔ちゃんは青色のリュックサックがお気に入りで、どこへ行くにもそれを背負っていた。ドライブウェイは地道で、途中に道を横切る形で陵状の膨らみがあった。リュックを背負った稔ちゃんは、その膨らみにつかえて車体に挟まれ、泣き声も立てずに倒れていたという。リュックと車体に胸を押さえ付けられ、息もできなかったのだろう。

ボニーさんに、司法解剖の可能性も考えられるがどうだろうと尋ねると、それは自分にもよくわからないから、病院側に確かめてくると言って、その場を離れた。社長は周りの社員を集め、葬儀のおおよその段取りを打ち合わせ始めた。

しばらくしてボニーさんが戻ってきた。警察はすでに現場検証を済ませていて、死因に不審はないとの判断で、司法解剖に回されることはまずない、奥さんも過失責任を問われないで済むはずだ、とのことだった。

時計を見ると○時四十五分。急に空腹感が募ってきた。思い返すと、今日は夕食を食べていない。アトランタ空港ではＪＡＬの機内食がまだ胃につかえていて、食べる気がしなかった。尋ねてみると、病院のカフェテリアは二四時間オープンだという。さすが大病院だ。しかし行ってみると、深夜とのことで品数はやはり少ない。ハンバーグ一個を紙パックの牛乳で胃に流し込み、一息ついた。長い一日が終わった。

脳死判定を見守る

翌二十八日、金曜日。昨夜はしばしば目を覚ました。時差ぼけと睡眠不足で頭が重い。外を見ると、また雨だ。よく降る。

同じホテルに泊まっている岡本、阿部両氏と、中二階のレストランで朝食をとった。岡本さんは大阪にあるＡＳＣＯＭの親会社の勤務だが、このたび秋永夫妻双方のお母さんに同行して来た。以前、ＡＳＣＯＭに出向したことがあって、ノクスビルの事情に通じている。奥さんは当地の病院で出産したとのことだ。阿部さんはニュージャージーにあるアメリカＭ社人事部の若手社員であり、今回の事故処理を助けるため、駆けつけたのだそうだ。

岡本さんが「是非とも」とご推薦のオムレツをオーダーしてみたが、言われるほどの味ではない。ただ、量はある。具がたくさんだし、卵は三個ぐらい使ってあるはずだ。ワッフルもお勧め品だとのことで持ってきてもらったが、これは直径二〇センチ、厚さ三センチ程もある代物で、すでに蜂蜜をたっぷり吸わせてある。四分の一を口にするのがやっとだった。アメリカ人が太るのももっともだ。

八時三十分、病院に着いた。社長はもうお見えだ。大橋さんや角野さんもいる。このお二人には、前に来た折、郊外のロスト・シーという地下の湖を案内してもらったことがある。秋永さんも現れた。子供の容態はさして変わりはないとのことだ。二人でＩＣＵに上がった。

草色の手術衣を着た背の高い男が、子供の体を優しく拭いていた。看護師だという。胸にMc《マッ》Cann《キャン》と書かれた名札が見えた。子供の手足はだらりと力なく垂れている。血圧は収縮期一〇〇ミリ前後、拡張期は五〇ないし六〇ミリ、脈拍数は毎分一〇〇程度で安定している。昨夜と変わりはないようだ。待合いロビーに下りて、皆に子供の病状に変化がないことを伝えた。当面、何もすることはない。待つばかりだ。

秋永さんの奥さんと二人のお母さん方に、初めてお会いした。義兄の山田さんも現れた。奥さんはさすがに憔悴した面持ちだ。口数も少ない。無理もない。それでもお母さんやお兄さんに会って、少しは慰められただろう。

十時、ロビーのレセプショニスト（受付）を通じて、ドクター・ジマーマンから会いたいとの知らせがあった。秋永さんとICUに上がると、明るい紺色の背広が似合う長身の英国風紳士が待っていた。六〇歳近くに見える。東テネシー小児病院で神経内科クリニックを開いている、小児神経病の専門医だそうだ。この先生が脳死の最終判断を下すという。

彼は、本当に残念だが望みはない、と言って、脳幹反射のテストを実演して見せた。対光反射、角膜反射、毛様脊髄《もんようせきずい》反射、眼球頭反射、前庭反射、すべて消失している。最後に、レスピレーターから子供に酸素を送る管の接合部を外し、様子を見た。自発呼吸は現れなかった。管をつなぎ、横に立つ秋永さんに何を望むかを確かめた。秋永さんは、絶望だと覚悟しているが、やはり最後まで手を尽くしてほしい、と静かに言った。

午後には三度目の脳波検査の予定という。待たねばならない。

揺れる家族

十時三〇分、病院を出て一旦ホテルに帰り、横になった。疲れていたが、眠れなかった。午後二時に大橋さんの出迎えがあって、チャイナ・インという中華レストランに向かった。昼食には河野社長を始め、角野、新家、嘉藤さんといった現地勢と、岡本、阿部各氏が同席した。事業の運営にはベテランの駐在員の面々も、思わぬ不幸な出来事に為す術もなかった様子だったが、日本や米州本部からの援軍を得て、少しはホッとした面持ちだ。

ノクスビルには日本レストランが一軒もなく、中華料理だけが当地で味わえるオリエンタルの味だという。日本食に飢えた人は、レクレーションを兼ねて、車で四時間もかかるアトランタまで、食料品の買出しに出向くことが多いそうだ。

三時半、病院に戻った。ＩＣＵでは、先ほどのマッキャン看護師が子供の世話をしていた。フランケンシュタインを思わせる風貌の大男が、毛むくじゃらの太い腕で幼児の頭を後ろから支え、ガーゼでそっと目やにを拭う。男性看護師がまだ少ない日本では、こんな光景は奇異に映るだろう。さすが男女平等の国だ。

彼によると、少し前に脳波検査があった。ドクター・ジマーマンの診断はまだだが、もし望むなら記録をお見せできる、という。それでは是非、というと、彼は私を階下の脳波診断室へ連れて行った。技師が一人いた。

脳波記録を棚から取り出してもらった。分厚く折り畳まれたペーパーを開くと、十二誘導のどれにも脳波本来の波型がまったくない。増幅した記録も同様であり、心電図の波型やアーチファクト（偶発的夾雑《きょうざつ》波型《はけい》）の振れが大きく拾われているに過ぎない。"Not a small hint of activity"（脳はもう死んでいる）と技師は呟いた。その通りだ。

ＩＣＵへ戻った。秋永夫妻と義兄がベッドの傍らにいた。私は脳波が認められなかったことを伝えた。奥さんは声を殺して泣いた。秋永さんは奥さんを抱きかかえるようにしてＩＣＵを出た。義兄はその場に立ち尽くし、歯を食い締って、動かない幼児を見つめた。

ロビーに戻った。待ち構えていた社長らに、最終的には専門医の判定を待たねばならないが、脳波は完全に平坦で、脳死に陥ったことは確実だ、と伝えた。あとは時間の問題だ。脳死確認後二四時間経過すると、法的には生命維持装置を外すことが可能だという。その後どうするかは、秋永さん一家の気持次第だ。

心臓はまだ順調に動いている。待つほかはない。秋永さんは、家族への説明や意見の取りまとめはすべて自分がするからと、私が家族の気持に介入するのを暗に遠慮してほしい口振りだ。それなら私は、しばらくホテルで待機するほうがよいだろう。

医師と患者の間に立つソシアルワーカー

嘉藤さんにホテルまで送ってもらおうと駐車場へ出たところ、角野さんが走り出て、私を呼び戻した。たった今、白衣の女性が秋永さんを別室へ連れて行った、という。何のためだかわからない。引き返して二人が入ったという部屋へ行ってみた。中を覗くと、二人が机を挟んで向かい合っていた。許されて同席した。女性はソシアルワーカーだった。彼女の話はこうだった。

子供は脳死状態だと確認されました。確認後二四時間は、法に沿って生命維持に努めなければなりません。でも、もうおわかりのことと思いますが、回復の見込みはありません。できれば移植のため、臓器を提供していただけると非常にありがたいのです。この国では、移植を待ってい る子供が大勢います。移植をしなければ、間もなく死が確実に訪れるという子供も少なくないのです。日本人の心情はよく理解しているつもりなので、無理強いはしません。しかし、なるべくその方向での決断を切に期待しています。後ほど、ドクター・アンダースンから病状の説明があるはずです。移植の話も出るでしょう。それまでに、ご家族でよく相談なさって、心の準備と態度を決めていただくよう望んでいます。

秋永さんは黙って頷いていた。

ソシアルワーカーが臓器移植の口火を切る。なるほど、と思った。日本では、医師の間でいう「ムンテラ」、つまり患者やその家族に対する説明や説得は、専ら医師がする。脳死者の臓器移植が一般に受け入れられる時代になっても、その説得はやはり医師の役目だろう。アメリカのように、医師と患者の間に立つソシアルワーカーのような介在者が患者に語りかけるならば、素人には窺い知れない医療の密室性が薄れ、患者やその家族に無用な不安や猜疑心を起こさせなくて済むかも知れない。

ソシアルワーカーの部屋を出て、秋永さんに臓器提供についての気持を確かめてみた。彼は「家内も事態はよく理解しています。反対はしていません。私も言われる前からそのつもりでした。献体した父を見習って行動したいと思っています。ドクターから直接請われれば応じるつもりです」と言った。

それならできるだけ早く、今すぐにでもドクターにその気持を伝えておくほうが、移植の成功率を高めるために、誰かをそれによって救うために良いのではないか、と促したが、彼は、「いや、それはドクターからきちんとした説明と要請があってからのことにしたいのです」と言う。そうかも知れない。生きる望みが絶たれたとはいえ、最愛の分身だ。わが児の臓器提供に容易に踏み切れない気持はよくわかる。

ロビーには社長ら数人が待っていた。社長には、「秋永さんは人の思惑に左右されず、自分の判断で行動したいようです。私がそこに踏み込むのは、差し控えるほうが良いようです。ドクターから彼に話があるまで、待ってみたいと思います」と伝えた。

家族の決断とそれを支える人々

社長から、それなら一旦ホテルに引き揚げてもらったら、とのことで、嘉藤さんの車で病院をあとにした。五時過ぎだった。雨はいつの間にか止んでいた。道路は広く、信号も少ない。週末の退社時のはずだが、通勤ラッシュの気配はない。車はスイスイ走る。

しかし気になりだした。ドクターがいつ秋永さんに話を切り出すかわからない。彼の決心が鈍って、移植まで時間がかかると、それだけ成功率が下がる。ドクター・アンダースンかレジデントの女医がいれば、会って話しておくほうが良いかも知れない。秋永さんが今なら臓器移植に同意するはずだから、なるべく早く彼と会ってほしいと言っておくべきではないか。嘉藤さんに「済まないが」と言って、病院に引き返してもらった。

ロビーに戻ると、「先生、ちょうど良いところに戻っていただいた。今、秋永夫妻がドクターに呼ばれて行ったところです」とのことだ。それなら良かった。二人が戻ったら、どうなったかわかるだろう。

社長は「先生にお話した通り、私は臓器提供には反対の気持でした」との言葉を口にされた。秋永さん一人の思い込みで先走るのは良くない、奥さんの胸中を察すると、是非思い留まらせないと、と思って、秋永さんに、もっと慎重に考えるように、とたしなめたそうだ。「しかし、社会的責任や人類愛の視点に立った先生のご意見を伺うと、それももっともだと思います。今は臓器移植に賛成の気持です」と言っていただいた。

しばらくして、秋永さんが奥さんの腕を支えながら戻ってきた。臓器移植に同意したという。ただ、移植手術に取り掛かるのは脳死確認の二四時間後のことだから、それは明日の午後四時頃になるだろうとのことだ。

気が付くと、ロビーの入口に初老のアメリカ人がいた。近くにあるシーダー・スプリングス長老派教会の牧師さんだそうだ。以前、日本で三五年間も布教活動をしていたとかで、日本語がとてもうまい。普通ならチャプレン（病院付き牧師）が出てくるはずだが、この牧師に代わったのは、おそらくその日本語のせいだろう。

「ディビッド・マーティンさんというこの牧師は、秋永さんの隣に座り、お悔やみを述べ、「以前に長女を亡くした時、この一節を読んで大変慰められました」と言って、持っていた分厚い聖書のページを繰り、詩篇第二三篇、ダビデの詩《うた》を指さした。秋永さんは深く頷いて、それを読んだ。

主は私の牧者であって、私には乏しいことはない
主は私を緑の牧場に伏させ、憩いの水際に伴われる
主は私の魂を生き返らせ、御名のために私を正しい道に導かれる
たとえ私は死の影の谷を歩むとも、災いを恐れません
あなたが私と共におられるからです

あなたの鞭と、あなたの杖は私を慰めます
あなたは私の敵の前で、私の前に宴を設け、私のこうべに油を注がれる
私の杯は溢れます
私の生きている限りは、必ず恵みと慈しみが伴うでしょう

聖書に目を落とす秋永さんを、マーティン牧師は慈愛に満ちた面持ちで眺めた。宗教が別だとはいえ、この牧師は日本の一般のお坊さんとは違う印象だ。多くのお坊さんは主に死人を取り扱い、葬儀や法事で忙しく、車やバイクで走り回ってお布施を受け、有名社寺のお坊さんは拝観料も取るという職業人であって、救いを求める生者のための存在とは言い難い。意味不明のお経は、もはや現代人の心にそぐわない。それに日本の病院には、チャプレンに相当する病院付きのお坊さんはほとんどいない。数珠を持つお坊さんが重病人の前に立てば、縁起でもない、と立腹する病人や家族は少なくないだろう。

奥さんは少し離れたところで、二人のアメリカ婦人に左右から寄り添われ、慰めを受けているようだった。義兄が出てきて、日本語が話せる牧師さんだとわかると、安心して初対面の挨拶を交わした。牧師は「皆さんは遠い日本からはるばるお越しになって、可哀相な坊やのために祈ってあげておられる。本当によいご家族ですね」と言った。二人のアメリカ婦人に代わって、新家さんの奥さんが秋永夫人の手を握りしめ、慰めた。

今、日本の医療の場では、インフォームド・コンセント、つまり「説明と同意」ということが盛んに言われている。「がんの告知」も重い問題だ。いずれも日本の社会に定着したとは言い難い。アメリカでは脳死者の臓器移植が、すでに普遍的な治療法の一つになっている。また、がん患者には、医師はほぼ百パーセント病名を告げる。

日本がこの状況に並ぶには、あとどれぐらいかかるだろう。無理かも知れない。この違いは一体何だろう。この理由の一つは、アメリカにはソシアルワーカーや牧師さんや隣人など、医療職以外の多くの人たちのサポート、心の支えがあるということではないか。

医師に「同意」するには、患者は医療を知らなすぎ、主体性なく医師に寄りかかりすぎる。病気を「受容」するには、精神面で患者を支える医師の力が弱すぎる。そして本来「心」をも看護すべき看護師は忙しすぎる。医療の場では医師は強者であり、患者は弱者だ。対等でない者同士の間では、対等の対話は生まれにくい。つまり医療者と患者の間に必要な介在者が日本には乏しいのだ。

スタッフ・インフェクション

坊やの容態に変化がない限り、そして秋永さんの意思表示がない限り、今日はもう私の出番はない。一同と別れ、ひとまずホテルに戻った。

八時五分、ドクター・ジマーマンから電話があった。「午後の脳波検査で脳死を確認しました。お気の毒です。ご家族に臓器提供を承諾していただいて、本当に感謝しています」との内容だった。

夕刻、大橋さんと角野さんのお誘いがあって、ホテルの例のレストランで、ビュッフェ・スタイルの夕食をとった。周りのテーブルには黒人の家族連れらしいグループが多く、賑やかだ。広いレストランだが、白人は少ない。

今日は復活祭の金曜日で、祝日だそうだ。だから家族連れで外食を楽しむ人が多いのだろうが、ノクスビルでは黒人の人口比率は七パーセント強に過ぎないという。それなら白人家庭では自宅でお祝いしているのだろうか。この街の人々はほとんどが敬虔なクリスチャンであり、日曜日にはこぞって教会へ行くそうだ。今頃、多くの家庭では、家族が食卓を囲んで祈りを捧げ、赤ぶどう酒で乾杯し、神に幸せを感謝しながら晩餐を楽しんでいるのだろう。

部屋に戻ってしばらくすると、岡本さんから電話があった。十時少し前だった。ドクターから子供は「スタッフ・インフェクション」に冒されていることがわかったので、臓器移植は断念することになった、と告げられたという。「スタッフ」とはどういう意味だ。彼はASCOMの現地人幹部のクラークさんに尋ねたが、わからなかったそうだ。いずれにしても細菌感染が明らかになったのだろう。事故以来、一週間も経っている。肺炎や尿路感染症を防ぐため、抗菌剤が投与され続けているから、菌交代症が起こったのかも知れない。残念だ。

3　悲しい結末を前に思うこと……

鳩首協議

明けて三十日。初めての晴天だ。だが寒い。七時五十分、病院に着いた。子供の容態は変わっていない。ドクターはまだ来ていないとのことで、ロビーで待つことにした。

社長を始め、一〇人ほどのASCOM社員がもう顔を揃えていた。連日、数人が交代でロビーに泊まり込み、他の人も社業そっちのけで、この事件にかかりきりになっている。特に社長は大変だろう。事故当時、社長はメキシコへ出張中だったという。すぐ引き返して以来、ほとんど病院のロビーで陣頭指揮の格好だ。国内の会社と違って、海外では出向者だけでなく、その家族の健康と安全と子女教育に関する責任も、事業責任者の双肩に懸かっている。

事故のことがまた話題になった。……結局五、六分も車の下敷きになったことが、致命傷になった。なぜそんなに長くかかったのか。秋永夫人がまず事故に気付いた。三人の奥さんが雑談中だったそうだが、三人ともうろたえて、しばらくなす術を知らなかったに違いない。車のトランクからジャッキを取り出し、それで車体を持ち上げたのだから、女手では時間もかかる。だが救急車は早くやって来た。英語の達者なサリバン夫人が911番（アメリカの「119番」）のオペレーターに、事故の状況と現場の位置を的確に伝えたからだ。

もし英語に不得手な人たちばかりだったら、もっと遅れただろう。この度は「芸は身を助く」ことにはならなかったが、こんな緊急事態も予想して、海外に出る人たちには、もっと英語の力を付けさせないと……。もっともだ。事故ばかりでなく、テロや戦争なども身近になっていることから、咄嗟の安否は英語力に懸かっているという状況はあるかも知れない。

九時半、呼び出しがあり、秋永さんとICUに上がった。おとといの夜に会った女性レジデントが待っていた。血液検査でスタッフ（ブドウ球菌）による菌血症（血液が細菌に汚染されている状態）を認め、移植はできなくなった、と我々に改めて伝えるためだった。子供の臓器だけでも生き続ける望みも絶たれてしまったわけだ。秋永さんは無表情に頷いた。

ロビーに下り、秋永さんはそのままホテルへ去った。社長は社員らと、今後の段取りを打ち合わせていた。……遺影の写真は二週間前に撮ったものがある。ASCOMの家族レクレーションの時に、青いリュックを背負った姿を撮ったもので、顔ははっきり撮れていたはずだ。それを引き伸ばす。お棺は午後二時にオーダーする。お棺という英語は？ "Casket" だろう。明日葬儀ということになると、朝刊に載せる葬儀通知は、遅くても夕方六時半までに新聞社に頼まないといけない。骨壺が要るが、日本式のものは手に入らない。洋式のもので間に合わさないと仕方がないだろう。それを納める白木の箱と白い布も要る。火葬にすると、骨も灰になるほどの焼き方で、調節は効かないらしい。だから遺骨でなくて、英語では"Ashes"（遺灰）と言うのだ。遺灰をすくうスプーンが入り用だし、万一多少遺骨が残るようなら、お箸も用意しておくほうがよい。こちらにはお寺はない。お坊さんもいないから、葬儀は教会で執り行うほかはない。秋永さんが今日の午後、脳死から二四時間以上経っても、生命維持装置を外すことを拒んだら、すべての予定は先送りになる。その場合はどうするか……。しばらく鳩首協議が続いた。

十時半、再びICUに呼ばれた。子供のそばにマッキャン看護師がいた。弛緩した子供の手足をゆっくりと優しく整え、衣服のしわを伸ばしている。彼は我々を認めて、にっこり会釈した。しばらくして中年の女医が現れた。彼女はドクター・パワーズだと名乗った。いろいろな医師が交替で勤務に就いているようだ。彼女は「先ほど、再度脳死確認のため、脳波を検査しました。午後にはドクター・ジマーマンが来て、それを判定することになっています。その後に、酸素を止めるかどうかについて、ミスター・秋永と相談したいと思っています。何かご質問はありますか？」と事務的な口調で言った。秋永さんは何も質問しなかった。すべてを覚悟している様子だ。ドクターに礼を述べ、下に降りた。

十一時、クラークさんがロビーに現れた。彼によると、お昼頃、ドクター・ジマーマンが来る予定となっており、彼が脳死の持続を確かめたうえで、秋永さんの同意があれば、家族立ち会いのもとで酸素を止め、奥さんに子供を抱かせることにするそうだ。

脳死判定を待つ

それからの待ち時間は長かった。一時を過ぎ、二時を回っても、音沙汰がない。ドクターがまだ来ていないらしい。アメリカの専門医は一ヶ所にじっとしていない。クリニックや医大や契約病院を飛び回る。どこかで予定が狂ったのだろう。ロビーの受付を通じて問い合わせると、彼は他の病院で担当の重症患者の処置に手間取っているとのことだ。これではいつになるかわからない。もう二時半だ。何か腹へ入れておかないと、ということになって、社員数人を残し、社長らとカフェテリアに向かった。

カフェテリアは二〇〇人ぐらいが坐れるほどの広さがある。お昼時を外れているせいで、人がほとんどいない。M記念病院の外来食堂のせせこましさとは大違いだ。普通のアメリカ人の住宅の敷地面積は半エーカー（約六〇〇坪）ぐらい、自動車一台当たりの道路面積は、日本のほぼ一〇倍という広さには、何といっても敵わない。日本へ来るアメリカ人の中には、梅田や新宿の通勤ラッシュを見て、これから戦争が始まるのでは、というような恐怖感を覚える人もいる。ここでは日本のように押し合いへし合いという場面はないので、間違って人に触れると、アメリカ人は大抵「オー・イクスキューズ・ミー」と謝る。人に触れ合う機会が少ないので、親密さを確かめ合う時には、ことさらに接吻し、抱擁するのだろう。

食事を終えたが、ＩＣＵからはまだ連絡がない。何もすることがない。秋永さんは何か壁を作って、家族を我々から守ろうとしているように見え、奥さんやお母さんたちと直接話すことも何か憚られる。それにご家族は悲嘆にくれてホテルの部屋に引きこもっているらしく、姿を見る機会が少ない。

ロビー横の通路をいろいろな人が通る。太った人がやたら多い。お尻の差しわたしが一メートルもあろうかと思えるおばさんもいる。腰周りは円周率を掛けると、実に三メートルだ。腹部超音波検査や胃腸透視など無理だろう。超音波やエックス線が、目指す臓器までまず届かない。

コーラの紙コップやポテトチップスの袋を持って歩く人も随分いる。病院の中で立ち食い、飲み歩きなど、日本ではまずお目にかかれない。だからこんなに太るのだ。糖尿病もさぞ多いだろう。

服装もまちまちだ。外はまだ薄ら寒いのに、派手な模様のランニングシャツにショートパンツの男が通る。胸毛や毛ずねも露わだ。その横を厚手の毛皮コートにブーツという暑苦しい婦人が通る。多様で自由な国だ。他人に迷惑がかからない限り、勝手気儘に振る舞っているように見える。そのくせ日曜日には、律義に教会のミサに参列するし、家の前庭の芝生を刈り込んでおかないと、隣の人がクレームの電話を掛けてくる。

ここでは家族も社員だ

三時半になって、谷森さんが現れた。私の滞在中に一度会って話をしたいと、人事部の角野さんに頼んでおいた人だ。

谷森さんは奥さんを近々日本から呼び寄せることにしている。このため奥さんは、M社健康管理センターで先日渡航前健診を受けた。この際、二年前に大腸の部分切除を受けていることがわかった。彼女は大腸炎だと聞かされていたが、M記念病院の担当医からの知らせでは、直腸の進行がんであって、一時的に人工肛門も造設し、その後現在まで、抗がん剤の投与を続けているとのことだった。今のところ再発の兆候はないが、安心はできないそうだ。

谷森さんはこれをどう考えているのか。担当医は渡米後も抗がん剤を続けるべきだとの意見だが、治療を引き継ぐアメリカの医師は、本人に真実を告げ、本人の納得ずくで治療しようとするだろう。また、万一がんが再発すればどうするか。治療費も問題だ。

話してみると、彼は奥さんの病気が何であるかを知っていた。再発の恐れのあることも理解していた。奥さんが手術を受けたのは、彼がまだ日本で勤務していた頃のことだという。それなら会社から赴任を打診された時、どうしてそれを人事担当者に打ち明けなかったのか。身内の事情を表に出したくない気持はわからないではないが、外国で家族が病気になると、自分だけで対処するのは難しい。奥さんが慣れない異国で車を運転し、病院通いするのも大変だ。奥さんの英語は、と尋ねると、中学生並みです、という。谷森さん自身も赴任後まだ日が浅く、現地の医療にも不案内に違いない。社長は、ここでは家族も社員だ、と言われた。出向社員家族の安否の責任は、結局は社長の肩にかかってくる。

谷森さんは、それでも奥さんを呼び寄せたい気持が強かった。奥さんが病身だから、なおさら絆が強いのだろう。呼び寄せて、苦楽を共にするのは良い。だがその場合は、予め現地の医師を決めておき、容易に治療を受けられる体制を整える一方、奥さんには本当の病状を告げ、気持を整理しておくことが大切だ。

話に立ち会った角野さんは、谷森さんの任期を短縮して、奥さんが来なくて済むようにするか、あるいは来たとしても、在住期間を短くすることも考えてみたい、との意見だった。海外勤務者には、このような家庭の問題がよく起こる。

禁煙指導

長らく待った。院内は禁煙だ。タバコを吸いたい社員は、その都度、表に出なければならない。タバコは悲しみの極みにある秋永さんをも誘惑する。彼もしばしば病院の玄関のほうへ行っては戻っていた。

前にノクスビルへ来た時、ＡＳＣＯＭの工場を見学したことがある。工場も建物の中は禁煙だった。建物の一角から外の空き地に、屋根付きの通路が一〇メートルほど突き出ていた。何のための通路だろう、と訝ると、喫煙場所だとのことだった。両側に腰ほどの高さの板が打ってあるが、その上は吹きさらしだ。冬は零下二〇度にも下がるという。壁がないので建物とは見なされず、禁煙の規制は及ばないらしい。スモーカーたちはここへ吸いに出るのだそうだ。酷寒の吹きさらしではタバコを味わうどころではなかろうに、それでも吸いに出る。生半可な禁煙指導など、まったく無力だということを思い知らされたものだ。

このたびアトランタまで乗ってきた日航機では、途中のシアトルを飛び立つ時、「これよりアメリカ上空では、アメリカ国内法の規定により、喫煙席のお客様もタバコはご遠慮ください」とのアナウンスメントがあった。アメリカは自国上空を飛ぶ外国の飛行機にまで、禁煙を強制しているわけだ。禁煙はやはり個人の自由意思に任せておくのでは駄目であり、何らかの強制が必要だということだろうか。

その後、私が産業医を兼務している某事業所では、私を含めた産業保健スタッフが分煙徹底に向けて、いまだに空しい努力を重ねている。

生命維持装置を外す

五時半、ASCOMを子会社に持つアメリカM社の小川人事部長が見えた。本社があるニューヨークから直行したという。鹿児島県の出身だそうだが、そういえば西郷どんによく似た風貌だ。在米Mグループの出向社員と現地人幹部の人事を掌握しているとのことだ。

日が暮れた。日本を出てから、まだ三日も経っていない。時差ぼけと睡眠不足で頭が重い。体も火照ったようでだるい。横に坐った小川さんや社長と何か喋っていないと、ガクンと睡魔が襲う。脳細胞がじわじわ壊れていくような感じがする。

私は何のためにアメリカまでやって来たのか。子供を助けることはできなかったし、臓器移植もできなかった。秋永さん一家の何かの支えにもなれたのかどうか……。

七時半、やっと呼ばれた。ＩＣＵに上がるとレジデントの女医がいた。ドクター・ジマーマンはいなかったが、彼の最終診断は終わっていたようだ。女医は長時間待たせたことを詫びた後、秋永さんに「生命維持装置を外すことに同意できますか」と尋ねた。彼は「イエス」とだけ答えた。私はその場を辞し、代わって家族が呼ばれた。

一〇分も経たないうちに、母親二人と義兄とが、うな垂れてロビーに下りてきた。続いて、ハンカチで目頭を押さえた奥さんの肩を抱いて、秋永さんが戻った。午後七時三十八分、幼な児の命は遂に失われた。家族は一礼の後、秋永さんを残し、病院のホテルに引き揚げた。

悲しい結末

社長を中心に、社員が輪になって集まった。阿部さんが手帳に記したメモに従って、今後の段取りを丁寧に説明した。

……死後の処置が終わった後、葬儀業者が遺体を引き取り、血液を抜き取って、血管内に防腐剤を注入します。ドライアイスは使いません。その後、遺体は葬儀場のチャペルに安置されます。明朝十時までは、ご家族も遺体に近づけません。ですから、お通夜もありません。明日午後一時から二時まで、葬儀を執り行います。明日の朝刊に葬儀予告を載せる締め切り時刻は過ぎてしまったので、一般の社員やその他の関係者には、電話やメールでお知らせすることにします。火葬は明後日、四月一日の予定です。その翌日、ご遺族には休養かたがた帰国の準備をしてもらい、三日、シカゴ経由の便でお帰りになります。社長と新家副参事がご家族に同行され、日本での本葬にもご参列いただきます……。

説明の後、社員の間で葬儀の役回りを決める話し合いがしばらくあった。秋永さんはロビーの片隅で、クラークさんと阿部さんに手伝ってもらって、死亡診断書に必要事項を記入した。

私はもう一度ＩＣＵに上がった。子供の姿はもはやなく、ドクターや看護師もいなかった。居合わせた数人のスタッフに言った。

「皆さんには大変よくやっていただいて、感謝しています。ご家族もあなた方の懸命な看護に満足していると思います。担当していただいた先生方にも、是非私の感謝の気持をお伝えください」

スタッフは全員、仕事の手を休めて、私のほうに向かって立ち、本当にお気の毒だった、という風に頷いて会釈した。

4 別れのとき

復活祭の朝

翌三十一日、カーテンを引くと、眩しい陽の光がどっと入ってきた。現地で初めての快晴だ。悲しい結末だったが、諦めがついて、昨夜はやっと熟睡できた。もう九時を回っている。時差ぼけも抜けた感じだ。

テレビを点けてみた。こちらへ来て、テレビを見る気になったのは初めてだ。ほとんどのチャンネルは宗教番組で、牧師さんの説教を流している。復活祭の日曜日だから特別なのだろうが、アメリカ人のこの宗教心の強さは、一体どこから来るのだろう。日本のテレビでは、お坊さんの法話など、お盆やお彼岸にも滅多にないというのに。

小川さんと約束していた十一時十五分にレストランに下りた。昨夜の食事はかなり遅く、また、復活祭の日曜日のレストランは非常に混むということで、ブランチ（朝昼兼食）をとることにしていた。普段なら必要のないことだが、席は予約しておいた。

入口には臨時の受付もあって、大勢の人が列を作って順番を待っていた。列の中にポニーさんを見かけた。教会からの帰りであり、ここで家族と食事をした後、葬儀に参列するのだという。他の大勢の人も教会の帰りだろうか。順番が来て、テーブルに着いた。今日は赤ワインが一本サービスで付くとのことだ。キリストの聖なる血だといっても、葬儀の前にアルコールは憚られる。ウエイトレスがグラスに注ごうとするのを手で制した。

正午過ぎにチェックアウトを終え、小川、岡本の両氏と車で葬儀場へ向かった。雲一つない快晴の小春日和だ。昨日とは打って変わって暖かい。車道に覆いかぶさるような背の高い街路樹は、おそらく樫の木だろう。小さな薄緑の葉芽を一斉に吹き出している。

ところどころ、民家の庭にはこぶしが白い大きな花を賑やかに咲かせている。街外れのなだらかな丘には、遠目には桃の木に見える花木があちこちに満開だった。小川さんによると、あれはドッグウッドという木で、和名は「アメリカはなみずき」だそうだ。そういえば、最近は日本でもあちこちの庭や公園に、この可憐な木が増えてきた。

葬儀場に集う

一〇分ほど車が走ったところに、葬儀場の建物があった。縦横三〇メートルぐらいの背の高い木造平屋だが、周りが広々としているせいか、大きくは見えない。入口右手の壁に"Mann's Heritage Chapel"とあった。数段の階段を上がって入口を入ると、玄関は左右に通じる廊下になっていて、左手には礼拝堂がある。その扉の手前右手には、Ｍｉｎｏｒｕ　Ａｋｉｎａｇａと書かれた立て札を載せた記帳台があった。黒ずくめのＡＳＣＯＭ社員数人以外、まだ弔問客の姿は見えない。

礼拝堂を覗いてみた。建物全体の左半分を占める大きな空間で、小学校の講堂ぐらいの広さはある。どの教会もそうだろうが、屋根まで天井はなく、切り妻の先端まで一〇メートルはあるようだ。体を離れた魂が天空に向かって飛翔するという雰囲気を出すには、この程度の高さは必要だろう。床には一〇人掛けほどの木製の長椅子が、真ん中の通路の両側に一五列ほど並んでいる。通路の向こう正面には、車輪付きの四脚の台座に、小さな白塗りの洋棺が安置されていた。祭壇やマリア像や、十字架のキリスト像などがなかったのは、我々異教徒への配慮なのだろうか。柩の両側に飾られた大きな花束が、殺風景を救っていた。

礼拝堂を出て玄関正面の通路を反対側に進み、突き当たりを左に折れると、パーラーと書かれた部屋が左右にいくつか並んでいる。右手手前の部屋には、遺体を納めてあるらしい柩が奥のほうに置かれ、たくさんの花束に取り巻かれていた。この柩の主も今日の葬儀を待っているのだろう。

柩は台車の上に乗っていた。光沢のある渋茶色の重厚なものだ。日本のお棺のように、これを遺体ごと焼くのではない。時にはモーソリアムという廟に遺体を安置するために使うこともあるが、一般的な土葬や火葬の場合は、レンタルで何回でも使うらしい。省資源という意味では、アメリカのほうが理に適っている。

一〇分ほどすると、弔問客がぼちぼち現れた。テネシー州立大学の鮫島教授の姿も見えた。六〇歳前後に見える物腰の柔らかい大柄な女性だ。自分の寄稿文を載せた会報が事故につながったというので、非常に責任を感じておられる様子で、私にまで深々と頭を下げて許しを乞われ、恐縮した。

一時を回った頃には、日本人やアメリカ人が次々に現れた。ほとんどの日本人は黒っぽい服装だが、アメリカ人は色とりどりだった。白地にブルーの花柄のワンピースに大きな白い花のブローチを付けた若い女性、紺のジャンパーに着古した茶色のズボンの中年男性、桃色のセーターを着た五〇がらみの女性、とカラフルで、全然型にはまらない。だが皆、それぞれに秋永さんの手を握りしめ、奥さんと抱擁し、何か言葉をかけていた。遺体にお別れを告げ、長椅子に坐る人もあり、涙を拭って帰る女性もいた。

二時までこの調子だった。読経がないのは当然だが、弔電の読み上げもない。そういえば香典もない。小川さんによると、葬儀の費用は日本に比べると非常に安い。だから相互扶助という本来の意味での香典の風習はない。その代わり、ファンドが募られる。新聞でファンドを募り、集まった浄財を恵まれない人たちに寄付をするのが普通だという。小川さんは「アキナガ・ファンド」に、私の分も含め、四〇ドルをオファーしたとのことだ。知らなかったこととはいえ、恐縮した。

礼拝堂の後ろの壁に接して小机があり、その上に大きな聖書が開けてあった。見ると「詩篇第二三篇」で、マーチン牧師が秋永さんに示して読ませたものだ。どうして再び詩篇二三篇なのだろう。子供の死と関係があるのだろうか。それともマーチン牧師がそのページを開けておくよう指示したのだろうか。

この児に再び会う日まで

二時になった。牧師さんのお話があるというので、席に着いた。やがて牧師が現れた。マーチン牧師ではなかった。牧師は柩を前にして、静かに話し始めた。すると、前の長椅子に坐っていた日本人の子供が、突然奇声を発した。少し前から落ち着きがなく、母親にたしなめられていた三歳ぐらいの男の子だ。

母親はその子を膝の上に乗せて、鎮めようとした。子供は束縛を嫌がり、身をのけぞらせて奇声を連発した。敬虔な雰囲気は破られた。母親は子の顔を胸に押し当て、床にしゃがみ込んで黙らせようとした。子供は苦しがって泣き叫んだ。牧師は静かに語り続けたが、アメリカ人にも話の内容は頭に入らなかっただろう。

秋永夫妻はどう思っただろう。我が不幸の子と同じ年格好の男の子の無邪気な狼藉だから許すだろうか。二人のお婆ちゃんは、稔ちゃんの霊がこの子に乗り移って、両親と別れるのは嫌だと駄々をこねているように感じたかも知れない。

いたたまれず「席を外していただけませんか」と、将に肩越しに声を掛けようとした時、数人隔てた同じ並びの男性が、手を伸ばして注意した。母親はやっと子供を抱えて腰を上げ、席を立った。腹立たしい気持がしばらく収まらなかった。

牧師の話の後、続いて社長が立ち、柩の中の稔ちゃんに切々とお別れの言葉を述べた。

「稔ちゃん、おじちゃんが稔ちゃんと会った時、稔ちゃんはいつも、おじちゃんとよく遊んでくれたね。おじちゃんは稔ちゃんがとても好きだった……」

洋風の葬儀が終わると、柩と花束は直ちにパーラーの一室に移され、焼香が行われた。仏壇は無論なく、柩の前に間に合わせの小さな焼香台を置き、線香で焼香という簡単なものだった。居合わせたアメリカ人も日本人を見習って、線香一本にローソクの火を点け、両手を合わせてお辞儀した。

パーラーの壁には、次のような文句が額に飾られていた。

May the Lord rise to meet you
May the wind be always blow at your back
May the sun shine warm upon your face
the rains fall soft upon your fields
and
Until we meet again

May god hold you in the hollow of his hand
（主よ、立ちてこの児をお召しください
風がとこしえに児の背を撫で
陽が児の顔を暖かく照らし
雨が児の立つ地を柔らかく潤すように
そして
私たちがこの児に再び会う日まで
主よ、あなたのたなごころに児を包み続けてください）

＊文中の関係者の氏名並びに（会社など）団体名は仮名である。

解説にかえて――海外在留邦人への医療支援がたどった道――

慶應義塾大学保健管理センター教授　南里清一郎

保健相談に限定した取り組み

海外在留邦人に対する医療の枠組み

海外在留邦人の中でも、永住者は、生活の本拠が在留国にあるので、基本的には現地の医療を受けることになる。

しかし、長期滞在者（三ヶ月以上在留しているが、在留国での生活は一時的なものであり、いずれ日本へ帰る人々）にとっては、言語、宗教、医療制度等が問題となる。開発途上国（途上国）の中には、十分な医療レベルが保障されているとは言いがたい国もあり、現地の医療だけでは不安を感じることがある。

そのため、平成一五（二〇〇三）年現在、八〇万人を超える長期滞在者に対し、日本から、医療面での様々な支援が行われている。その全体像を以下にみてみよう。

外務省の取り組み―医務官と巡回医師団の派遣―

平成一六（二〇〇四）年現在、外務省では、七三公館（大使館、総領事館）に、七四名の医務官（日本人医師）を配置している。

そもそも、医務官は、医療・衛生事情の極めて悪い不健康地に勤務し、駐在国の大使館、総領事館等といった、在外公館に勤務する職員及びその家族に対し、健康・保健指導及び必要に応じて診療を行うほか、保健管理医としての業務を行う目的で、昭和三八（一九六三）年度に初めて、在ナイジェリア大使館に配置が認められた。

その後、年々増加し、米国（ワシントン・ニューヨーク・マイアミ）、英国（ロンドン）、フランス（パリ）、イタリア（ローマ）、オーストリア（ウィーン）、ドイツ（フランクフルト）の広域担当医務官を除き、ほとんどが途上国に配置されている。また、現在では、可能な範囲で、一般在留邦人や邦人旅行者等の保健相談に応じている。

保健相談に業務を限定している理由の一つとしては、一部の国に例外はあるものの、医療行為には在留国の医師免許が必要となることが挙げられる。また、途上国では、現地の医師にとって日本人を診察することは高額な医療費の収入源であることも、理由の一つとして挙げられる。医務官が診療を行うことは、たとえ公館の中だけに限られたとしても、外交問題に発展しかねないといえよう。

また、外務省では昭和四七（一九七二）年度から、海外で活躍している邦人の福利向上のため、医療事情が悪く、日常生活上において在留邦人が健康維持に苦慮している地域へ外務省巡回医師団を派遣している。その目的は、日常の健康管理における留意点といった助言等を中心とした、在留邦人からの健康相談に応じることである。

ちなみに、平成一五（二〇〇三）年度は、アジア、大洋州、中南米、中東、アフリカの途上国に一三チームが派遣され、平成一六（二〇〇四）年度には同様の地域に一二チームの派遣が予定されている。チームは、内科医、小児科医、産婦人科医、看護師で構成されている。各チームの内訳は、医師二名、あるいは医師二名と看護師一名、あるいは医師三名、あるいは医師三名と看護師一名からなり、地域や相談者数に応じて編成される。

担当領事が中心となり、日本人会と連携して、インフォメーションを流し、相談者の人数や時間などを調整する。在留邦人、移住者、邦人旅行者などが対象となる。

労働福祉事業団、JICA、各企業による海外巡回医師団の派遣

労働福祉事業団（平成一六年四月より、独立行政法人労働者健康福祉機構）は、海外派遣労働者とその家族等の健康管理上の不安を軽減し、健康の維持・増進を図ることを目的に、昭和五九（一九八四）年度から、海外巡回健康相談チームを世界各国へ派遣している。

平成一五年度は、イラク戦争の影響で治安が悪化した中東は中止しているものの、中国、アジア、中南米、アフリカ、東欧の途上国に、一二チームを派遣している。平成一六（二〇〇四）年度は、上記の地域に中東を加え、一一チームの派遣が予定されている。

チームは、医師二名（内科医、小児科医、外科医が中心）、看護師一名、事務スタッフ一名で構成されている。

相談者に関しては、本来の資金源は労災保険なので、企業派遣の長期滞在者が中心となるべきかもしれないが、実際は外務省巡回医師団と同様に、現地の日本人会がインフォメーションを流し、在留邦人全般、移住者、邦人旅行者なども対象となる。

ＪＩＣＡ（国際協力事業団：平成一五年十月より、独立行政法人国際協力機構）の場合は、事業の一つとして、漁業、農業、林業、建築関係等の専門家を世界各国へ派遣し、途上国の指導を行っている関係で、特に医療事情が劣悪な国に派遣されている専門家及びその家族の方々の健康の維持・向上を目的に健康相談を実施したり、医療施設の訪問を行うなど現地の医療事情の調査を目的に巡回相談チームを派遣している。したがって、その対象はあくまでＪＩＣＡ派遣の専門家及びその家族であるが、一部青年海外協力隊の相談を受けることもある。

また、海外に拠点（支店や工場）を持つ企業なども、巡回医師を派遣しているが、対象者はその企業の派遣者である。

海外邦人医療基金は医師団派遣のコーディネート役

医師団派遣事業の窓口となる海外邦人医療基金の設立

海外邦人医療基金（以下、基金）は、外務・厚生・労働三省の共管の公益法人として、昭和五九（一九八四）年に設立された。本基金は会員企業の会費で賄われており、したがって職員の人件費のすべては、派遣元企業が負担している。「海外在留邦人の医療不安解消」が財団の掲げる大きな理念である。

基金では、設立時から労働福祉事業団の委託を受け、海外巡回健康相談チームの編成及び派遣業務を行ってきたが、平成一五（二〇〇三）年度の日本国際医療団（外務省、厚生省共管の財団法人として昭和四二（一九六七）年に設立）の解散に伴い、外務省を派遣元とする巡回医師団の編成や派遣業務もあらたに引き受けるようになった。つまり、それまで外務省と労働福祉事業団によって別々に行われていた海外の巡回健康相談が、今後は基金に統一されることになったのである。これまで以上に、開発途上国に対する医療協力の推進や、海外在留邦人の保健の向上への貢献が期待される。

ところで、医師団の派遣といっても、外務省と労働福祉事業団では、それぞれ特徴がある。外務省の場合、巡回チームは、大学医学部や医科大学に依頼する。資金源は税金であり、健康

診断・相談、投薬、尿検査、心電図検査、血糖検査を行う。

労働福祉事業団の場合、巡回チームは、労災病院の医師が中心であるが、大学医学部、医科大学の医師も一部参加している。看護師は、労災病院の師長級であり、事務スタッフは、労働福祉事業団の班長または基金の職員である。資金源は、労災保険と会員企業の会費であり、健康相談・診断、投薬、尿検査、心電図検査、血糖検査、ぎょう虫検査、寄生虫検査、子宮頸《けい》がん検査を行う。

以上の項目からわかるように、両方の巡回健康相談ともに、基本になるのは、健康相談・診断である。投薬、検査は、医師の判断や相談者の希望によって行う。

日本人会による日本人医師の常駐する診療所

基金では、シンガポール日本人会診療所、マニラ日本人会診療所(フィリピン)、ジャカルタ・ジャパン・クラブ医療相談室(インドネシア)、大連市中心医院日本人医療相談室(中国)へ、日本人医師を派遣し、現地人医師、看護師、技師、薬剤師と協力して、日本人の医療相談・診療等にあたっている。

労働者健康福祉機構では、海外赴任者が安心して受診できる医療機関を海外に確保することを目的とし、現地の日本人会などの要望等を調査検討したうえで、一定の医療水準をもち、かつ日本人の受診実績が豊富な医療機関を選定して、労働者健康福祉機構の友好病院として定めている。

さらには、友好病院の医師、技師、看護師等に対して、日本での研修や情報交換などの交流を行うことによって、日本社会及び日本人への理解を深めてもらい、その結果、現地での受診がスムーズに行われるように努めている。

現在、海外労災友好提携病院には、マレーシア（クアラルンプール）のスバンジャヤ・メディカルセンター、バンタイ・メディカルセンター、タイ（チェンマイ）のチェンマイ・ラーム病院、インド（ニューデリー）のアシュロック病院、スリランカ（コロンボ）のスリ・ジャヤワルダナプラ総合病院、ナワロカ病院、パキスタン（カラチ、イスラマバード）のアガカーン大学メディカルセンター、パキスタン医科学研究所イスラマバード病院、エジプト（カイロ）のミスル・インターナショナル病院、アングロアメリカン病院、トルコ（イスタンブル）のインターナショナル病院イスタンブル、ケニア（ナイロビ）のアガカーン病院ナイロビがある。これらの医療機関では、ある程度、日本語での診療が受けられる。

世界のほとんどの国では、自国の医師免許がないと、その国では診療できない。しかし、日本とイギリス、シンガポールといった先進国間においては、ある一定の人数に限り、例外が認められている。ロンドンで日本人医師が日本人を診療したり、東京でイギリス人医師がイギリス人を診療したりすることができるのは、そうした理由によるのである。その他、在留邦人数が五〇〇〇人以上の都市であれば、日本語あるいは日本語通訳による診療が受けられることも多いようである。

途上国であっても一定の条件を満たせば、現地の医療機関、医師と連携し、日本人医師による医療相談・診療が受けられる。中国の北京や上海、インドネシアのジャカルタ、ベトナムのホーチミンなどはその最も良い例である。タイでは、日本の医・歯学部を卒業したタイ人医師による日本語での診療や、日本語通訳を介した診療が行われており、バンコクのバンコク病院、サミティベート病院、バムルンラート総合病院は日本語による診療が受けられる施設としてよく知られている。同じアジアの国としてのつながりが大きいのだろう。

では、アジア以外の途上国ではどうか。残念ながら、日本語による診療はまず受けられないと考えるべきであろう。まれに、JICAの専門家として、日本人医師が感染症（結核、コレラ、エイズなど）、母子保健などの医療指導、教育に携わっている国では、現地の医療事情の悪さを理由に医療相談に乗ってくれることもあるというが、やはりごく限られたケースである。

このように、在留邦人の多い都市であれば、日本人医師、日本語のできる現地の医師、あるいは日本語通訳を介した医師による診療を受けられる。在留邦人の少ない都市や、アジア以外の途上国においては、やはり英語による診療を受けることが基本となろう。

海外での巡回健康相談が教えてくれたもの

数多くの海外巡回健康相談を経験

今までに私は、ＪＩＣＡ、外務省、そして労働福祉事業団から依頼を受け、チームの一員として、海外での巡回健康相談を行ってきた。

まず、平成元（一九八九）年三月に、ＪＩＣＡ専門家健康相談巡回指導チームのメンバーとして、マレーシア（クアラルンプール）、タイ（バンコク）、バングラデシュ（ダッカ）、ネパール（カトマンズ）を訪れた。

その後、ＪＩＣＡの巡回で、平成二（一九九〇）年、平成三（一九九一）年に、アフリカのナイジェリア（ラゴス、カドナ、エヌグウ、イバダン）、ガーナ（アクラ）、象牙海岸（アビジャン）、セネガル（ダカール）、モロッコ（ラバト）を訪れた。

ＪＩＣＡの巡回が縁で、日本国際医療団との出会いがあり、平成四（一九九二）年からは外務省巡回医師団のメンバーとして、ベネズエラ（カラカス）、ボリビア（ラパス）、パラグアイ（アスンシオン、ラ・コルメナ、エンカルナシオン）、セネガル（ダカール）、モロッコ（ラバト、カサブランカ）、アルジェリア（アルジェ）、チュニジア（チュニス）、マダガスカル（アンタナナリーボ、マジュンガ）、タンザニア（ダルエスサラーム）、ジンバブウェ（ハラレ）、ルーマニア（ブカレスト）、パプアニューギニア（ポートモレスビー、マダン、レイ、ラバウル、ホスキンス）、ソロモン諸島（ホニアラ）、ブルネイ（バンダルスリブガワン）、カザフスタン（アルマーアタ）、キルギス（ビシュケク）、ウズベキスタン（タシケント、サマルカンド）、ウクライナ（キエフ）、アゼルバイジャン（バクー）、カタール（ドーハ）、サウジアラビア（リヤド、ジェッダ）、イエメン（サナア）を訪れた。

平成九（一九九七）年からは、基金の依頼で労働福祉事業団巡回医師団のメンバーに加わり、マレーシア（コタキナバル、イポー、ペナン）、ミャンマー（ヤンゴン）、スリランカ（コロンボ）、パキスタン（イスラマバード、カラチ）、タイ（プーケット）、中国（北京、西安、青島、煙台、天津）、ベトナム（ハノイ、ホーチミン）、ミャンマー（ヤンゴン）、ネパール（カトマンズ）、インド（ニューデリー、ムンバイ、バンガロール、チェンナイ、コルカタ）、インドネシア（バタム、メダン、スラバヤ、バンドン）を訪れた。

以上の経験の中でも、特に印象深かった話をつぎに紹介することで、今後、途上国で生活される方の一助となることを願う。

医師が一人で決断することの難しさ―ナイジェリアにて―

ナイジェリア連邦共和国は、南はギニア湾に面し、西はベナン、東はカメルーン、北はニジェールとチャドに囲まれた、サハラ以南の西アフリカに位置する。黄熱、マラリア、エイズをはじめとする感染症が多く発生する地域にある。面積は日本の約二・五倍であり、人口は日本とほぼ同じである。

在ナイジェリア日本国大使館に医務官が配置されたのは昭和三八（一九六三）年のことである。日本から医務官が配置された最初の国がここナイジェリアであったということからもわかるように、サハラ以南西アフリカの医療事情に関しては問題が多い。

私はＪＩＣＡによる巡回健康相談チームの医師として、一九九〇、一九九一年と、二度にわたってナイジェリアを訪れた。一九九〇年の時は初めてのアフリカ訪問だったが、経済の悪化による治安の悪さが目立った。

健康相談の際に感じたのは、ほとんどが途上国への派遣経験を持つ人たちであるためか、帯同する家族を含め、精神的に非常に安定しているという印象を受けた。こうした国では、まずは感染症の予防、交通事故への注意、そして家族の安全を守ることが先決であり、ＪＩＣＡの専門家たちはそうしたことをよく理解していた。

この時の巡回で最も話題となったのが、感染症、特に熱帯熱マラリアだった。日本ではすでに過去の病気と思っていたマラリアが、ここでは現実の問題であるということに驚かされた。

感染症の予防接種に関しては、小児については、日本で可能な限りのものがなされていたにもかかわらず、成人については〝大人が予防接種をする必要はないのではないか〟といった意見が聞かれた。

また、生活習慣病（肥満、高血圧、高脂血症、糖尿病、痛風など）が悪化するような食生活や、治安が悪いための車移動による運動不足、ストレス解消のための飲酒、喫煙などについての相談も受けた。

先ほども言ったように、サハラ以南西アフリカの医療事情は悪い。それゆえに医務官の苦労にははかりしれないものがあるが、次に挙げるエピソードは、私が西アフリカ巡回中に遭遇した出来事である。

単身赴任中の大使館員の父親を日本から訪ねていた子ども（一六歳）が、突然右下腹部の痛みを訴えた。当時の医務官（麻酔科医）は、虫垂炎《ちゅうすいえん》（盲腸）の可能性があると診断した。しかし、そうだとすると、当地では手術はできない。手術をするなら、象牙海岸のアビジャンか、イギリスのロンドンへ移送しなければならない。

ちょうどその時、私（小児科医）と、一緒に巡回していた医師（内科医）とがその場に居合わせた。三人で相談した結果、とにかく、医務室で点滴（輸液、抗生物質投与）を行い、一晩様子をみてようということになった。しかし、万一の事態も考え、アビジャンとロンドン行きの飛行機の予約は取った。一晩様子をみるとは言っても、日本では考えられないくらいに大袈裟なことになったのである。

幸い翌日にはすっかり回復し、手術の必要がなくなって、ほっとしたものだが、普段はすべてを一人で決断しなければならない医務官の心労が察せられた経験だった。

肌で感じた治安の悪さ―パプアニューギニアにて―

パプアニューギニア（以下、ＰＮＧ）は、日本のほぼ南で、赤道より少し南のニューギニア島の東半分を中心とする島国である。面積は日本の約一・二五倍、人口は約五〇〇万人である。

私は平成四（一九九二）年から、外務省巡回医師団の一員として、毎年一回、世界各地を訪問しており、ＰＮＧには一九九九年から二〇〇一年にかけ三回訪れた。

日本からＰＮＧへは、現在、成田からの直行便が週に一便あるが、その利便性から、オーストラリアのケアンズまたはブリスベンを経由し、首都のポートモレスビーに入るのがよくとられる方法である。

かつては、極楽鳥の住む楽園の島と言われていた時期もあったと聞いていたが、現在は治安が悪く、マラリアもあり、あまり訪れたくない国と内心思っていた。

この国は、世界で最も未開の国の一つであるというのが第一印象だった。ＰＮＧには、国の中央に南北を遮断するような高い山脈があるが、当時、国の南北をつなぐ道路はなかった。通常、交通の発達は、歩き、自転車、バイク、自動車・列車、飛行機の順で発達するが、この国では歩きから飛行機になったのではないかという印象を受けた。

というのは、国内線の飛行機に裸足で乗っている人がいたり、ホテル内ではスリッパを履くが外出は裸足であったり、あるいは実際、靴を履くと捻挫（？）するというような、嘘のような本当の話を見たり、聞いたりした。

ＰＮＧの在留邦人は、大使館関係者は医務官によって、また企業関係者は企業によって健康管理が行われているほか、日本、オーストラリア、シンガポール等において、年一〜二回、定期健康診断を受けていた。四〇〜五〇歳代の中年層が多いため、主な相談内容は、生活習慣病に関する指導であり、日本で行われている健康相談とほぼ同じ内容だった。

ＪＩＣＡ、青年海外協力隊等の事業団関係者については、事業団による健康管理が行われ、ポートモレスビーに常駐するＭＣ（メディカル・コーディネーター）が健康相談を行ってもいた。しかし、その環境から、マラリアをはじめとする感染症や、事故による外傷といった危険が及びやすい青年海外協力隊員に対しては、いざという時の対応は十分なものとは言い難かった。

マラリアの予防において、予防薬の服薬には賛否両論がある。というのは、服薬のデメリットとして、クロロキン（マラリア予防薬）耐性の熱帯熱マラリアの増加、長期服薬による副作用、飲み忘れによる効果の半減等があるからである。そのため、万が一マラリアに罹った場合、二四時間以内にマラリアの治療薬のある医療機関において治療を受けることができるのであれば、服薬をせずに、蚊に刺されないよう普段からまめに努力する、というやり方もある。

この国の治安の悪さに関して、在留邦人の方々はよく〝いつでも〟〝どこでも〟〝運が悪ければ〟襲われると言うが、実際、ゴルフ場でのプレー中や、道路上、または駐車場などといった場所で襲われたという話を聞いた。

以前、巡回医師団も、ホテルの駐車場から出たところで襲われ、金品を奪われたことがあったそうであるし、医務官自身もまた、住居の窓や道路走行中の車の窓に銃弾を受けたり、ホテルの駐車場で襲われたりした経験を持つ。彼の印象では、幸いにこれまで怪我はしていないものの、昨今ますます治安が悪くなってきており、恐怖を感じることがあるそうだ。

私も、ＰＮＧへの三回目の巡回の時に、ＰＮＧでは比較的安全とされているマダンにおいて、早朝に空港へ向かっている途中、ピストル強盗未遂事件に遭遇した。

このように治安が悪いので、家族帯同者は少ないが、家族を帯同している場合には、父親を中心に家族間の絆が強く結ばれるといった面もあるようである。

感染症の坩堝で生活するということ—インドにて—

インドは、近い将来には世界一の人口を有する国となろうと言われている。しかし、同時に、感染症の坩堝《るつぼ》でもある。

私は、平成九（一九九七）年から、労働福祉事業団巡回健康相談チームの一員として、毎年一回、世界各地を訪れており、インドを訪問したのは二〇〇三年のことだった。

成田発デリー行きのＪＡＬ直行便は、福岡上空を通過し、そして私の生れ故郷の唐津（佐賀県）上空を通過し、デリーへと向う。デリー空港に到着する三〇分ほど前から、眼下には褐色を帯びたグレーの雲が立ち込めており、二、三〇年前の羽田上空（川崎の大気汚染）や、数年前、東南アジアで経験した、ヘイズ（Haze）に似た感があった。デリーの空港は、黴臭く、埃っぽく、糞尿の入り混った臭いがあり、ネパールのカトマンズを思い起こさせた。

インドでは、ニューデリーを皮切りに、ムンバイ（ボンベイ）、バンガロール、チェンナイ（マドラス）、コルカタ（カルカッタ）を巡回した。

インドで最大の問題である感染症に関しては、相談に訪れた在留邦人の多くは皆よく理解しており、小児、成人とも、赴任前に予防接種をきちんと受けていた。前述のナイジェリアを訪れた際に感じた、成人の予防接種に対する考え方が変わってきたように感じられた。

また、インドと言えばコレラだが、コレラをはじめとする経口感染症については感染の機会が思ったよりは少ないように感じた。すなわち、飲食物に熱を通し、手をよく洗い、安全なミネラルウォーターを使用しているかぎり問題はない。

ところで、安全なミネラルウォーターとは何か。この場合、細菌やウイルスに汚染されておらず、熱を通さずに飲んでも、下痢をしない水のことを言っている。ところが、私のニューデリー滞在中に、インド製ミネラルウォーターに、殺虫剤の汚染があるとの新聞報道があった。このような化学物質による慢性中毒は、以前、パキスタンのカラチでも同様の問題があったように、今後、途上国の大都市では大きな問題となるだろう。

私たち日本人は、水俣病やイタイイタイ病などの経験から、重金属による慢性中毒の怖さをすでに知っている。同じことを繰り返さないためにも、私たちの経験や知識が役立てられればと思うものの、インドは、広大な面積、そして一〇億以上の人口があり、一朝一夕にはいかないことを痛感させられた。

また、デリーの大気汚染に関しては、大変に深刻な状態にあり、在留邦人にとっては、喘息などの呼吸器系の病気の悪化や発病が心配される。かつての四日市や川崎を思い起こさせる有様である。結核についても（最近は日本でも話題になっているくらいだが）同様に、インドは結核が最も蔓延している国の一つである。

経口感染するコレラや、輸血・性行為感染するエイズなどは、ある程度注意することもできるが、空気伝染し、人から人へ伝播する結核に対してはその対策に工夫がいる。

たとえば、結核が蔓延している国で、メイドや運転手などの使用人を雇うときには、こちらが費用を負担し、雇う前に結核のチェックとして胸部X線写真を撮りたい。というのは、現地の人にとっては、写真代の二、三〇〇〇円は大変なお金なうえに、雇った後にその使用人が結核になり辞めさせるようなことになると、かなりの問題を残す。こうした相談もインドは他国に比べて多いように感じた。

インドを巡回した際の健康相談については、成人男性では、日本と同様に、高血圧、高脂血症、肥満、痛風などの生活習慣病に関するものが多かった。成人女性で多かったのは膀胱炎の相談である。途上国では、外出すると、外出した先で清潔なトイレがないためにトイレを我慢することが多くなる。また、風呂の水やプールの水等も関係しているのかもしれない。小児に関しては、日本同様、アレルギーや肥満に関する相談が多く、また最近の傾向としては発達障害に関する相談が増えてきている。

インドは首都デリーを除くと、意外と日本からは遠く感じられる国である。デリーには、ＪＡＬやエアーインディアの直行便が飛んでいるが、その他の主要な都市へはバンコク、シンガポール、クアラルンプール、デリーで乗り継がなければならない。

日本食品に関してもそうで、東南アジアでは容易に手に入るものが、インドではアフリカよりも手に入れにくいような印象を受けた。カレーを中心とする香辛料の強い伝統的な食文化が、他を受け入れないのかもしれない。

このように交通の便、食文化、また最近になりやっとＮＨＫ衛星放送が視聴できるようになったといったことからしても、インドはやはり遠い国のように感じられた。

在留邦人に対する乳幼児健康相談の大切さ―バンコクにて―

タイのバンコクの在留邦人数は、大使館への登録者だけで約二万人、実数は五万人以上とも言われている。日本人学校在籍者は約二〇〇〇人である。

バンコクは、日本との交通の便がよく、治安もよく、比較的医療事情もいいので、家族を伴った赴任者が多くいる。ここバンコクでは、乳幼児の帯同が増えているような印象を受けた。一般に途上国では、高学年の学童がいる家庭では進学などの問題もあり、単身での赴任となる者も少なくないようである。

実際、日本人のよくかかる医療機関三箇所（バンコク病院、サミティベート病院、バムルンラート総合病院）を見学したが、一般的な医療レベルはかなり高く、また患者本位の医療がなされ、日本人通訳や日本留学経験のあるタイ人医師により、日本語で診察が行われ、在留邦人にとっては安心して医療が受けられる。

支払いに関しては、海外旅行傷害保険や企業等の用意する保険があれば、特に問題はない。保険がない場合は、かなり高額な支払いを請求される。

小児の診察に関しては、高度な技術を必要とする手術などを除けば、身体的治療に関し、外来、入院ともに十分に対応できる。出産に関しても、かなりの未熟児であったとしても問題はない。予防接種に関しては、日本より積極的であり、日本以上の種類の予防接種が行われてもいる。しかし、言葉が重要な意味を持つ育児相談、言語発達相談、精神運動発達相談に関しては、日本文化や風俗習慣を知る日本人医師による対応が求められる。このようなニーズに答えるべく、基金の依頼で、二〇〇三年七月、発達健診的な乳幼児健康相談を行った。

今回の相談者は五三名だった。相談者は事前に、バンコク在住の母親の会と、基金の担当者そして私の間で選んだ。相談時間は一人あたり三〇分とした。相談件数は延べ七七件と、複数の相談内容を有する方もいたが、相談者の主たる相談内容を一件とすると、言語発達九件、精神運動発達八件、育児不安七件、ダウン症候群三件、自閉症三件、成長（低身長など）三件だった。その他、眼科、整形外科、皮膚科、耳鼻咽喉科の問題や、アレルギーなどの相談であった。

結果として、「経過観察」「問題なし」が、四二件（七九・二％）だった。「要治療」としたのは自閉症の一件であり、早期の治療が望まれた。この治療とは、療育（治療と保育・養育）であり、日本語での対応が望まれる。「要精査」としたのは、眼科、整形外科、皮膚科、耳鼻咽喉科の問題であり、これらは専門医による検査の必要性を感じたが、緊急性のものはなかった。

精神運動発達障害四件も「要精査」とした。その理由は、タイではアメリカ医学が主流であり、軽度の発達障害を病気としてとらえる傾向が強いからである。私が見たかぎりでは、発達障害と見なすか、個性と考えるかは微妙なところと言えた。日本の基準でもって診断する必要性を、私としては感じた。

言語発達に関する相談は、すべて「経過観察か」「問題なし」とした。言語理解はあるが、発語が遅いといった相談が多く、環境因子によるものと考えられた。環境因子とは、家庭内で母親が日本語で話しかけている時間が少なかったり、現地メイド（タイ語）任せの子守りであったりすること、幼稚園が英語であること、また父親にしても、平日はバンコク外の工業団地に勤務し週末のみを家族と過ごすという状態であったり、仕事が忙しく帰宅が遅いために子どもと話をする機会も少なかったりすることなどによる。

乳幼児期の言葉やしつけの教育は、非常に重要である。最近、日本では、中学、高校での帰国子女が増えているが、言葉や文化の異なった環境で乳幼児期を過ごしてきた場合、物の考え方が異なるため、日本に帰国した場合、何が常識であり、何が正しいかという判断に困ることがある。

たとえば、自己主張が強く自己抑制の弱いアメリカと、自己主張が弱く自己抑制の強い日本での場合を考えるとよい。自分が、今、使っている玩具を「貸して」と言われて貸すことのできない子どもは、日本ではわがままだが、アメリカではそうでない。また、チョコレートアイスクリームでなくては食べないと駄々をこねる子どもは、日本ではわがままだが、アメリカではそうでない。このようなことは、多々生じることが予測される。

乳幼児期を外国で過ごしてきた場合には、帰国後に色々な点での不適応が出てくることが危惧される。

海外在留邦人の医療に尽くす医師たち

最近、健康相談に行った先々で気づくのは、「メンタルヘルス」に関した相談が増えているということである。巡回相談の場合、成人相談者が多く同行の内科担当医が多忙であったり、巡回相談の経験がないということで、小児科医である私がメンタルの相談も受けている。多くは母親からの育児などの相談というかたちで持ちかけられる。

ある調査では、海外在住者の約四〇%に神経症的傾向*が、約二〇%に抑うつ状態**傾向が認められるという。全体としてみると、約四〇%が軽度から中等度のストレス状況にあり、そのうちの約二〇%は中等度以上のストレス状況にあることが報告されている。

なかでも海外赴任者の妻のストレスは大きい。海外赴任において、妻のサポーターとしての「夫」の占める比率は、実質的サポーターとして八三%、情緒的サポーターとして六三%であり、勤務者である夫が、専業主婦である妻のメンタルヘルスを左右する主要な要因であることが報告されている。家族を帯同する場合、夫は日本にいる時以上に妻をサポートする必要がある。妻が精神的に安定することにより、子どもも精神面、情緒面での安定が得られるからである。

ここでは、妻を中心にメンタルヘルスのサポートについて考えているが、メンタルサポーターとは困ったとき、悩んだときに話し相手となってくれ、精神的に支えとなってくれる人物のことである。日本では、夫以外にも両親、友人などいろいろと関わりを持てる人が多くいる。実際、相談を受けた事例について述べてみる。

事例1

途上国とはいえ、日本人にとっての医療事情は比較的いいということで、第一子を赴任地で出産。新生時期に髄膜炎《ずいまくえん》にかかったことがきっかけで育児ノイローゼとなる。

私が相談を受けたときは、生後三ヶ月で成長・発達に特に異常を認めず、実際、持参されたデータからは無菌性髄膜炎と考えられた。話をしてみると、髄膜炎に関する外国人医師の日本語による説明がうまく理解できず、日本語の育児書を読んだ結果、成長・発達に関して今後重大な影響があるのではといった理解であった。

髄膜炎にもいろいろな種類があり、無菌性髄膜炎は予後の良い病気であり、今後の成長・発達を観察する必要があるが、現在、生後三ヶ月で問題ないので、まず心配ないだろうといった話をする。

幸い、母親方の祖母が日本から来ており、メンタルサポーターの役割を果たしていたが、できることなら日本に帰り、子どもに問題がないということが理解できるまで日本で生活することが望まれた。気にかかったのは、この相談に父親の影が見えなかったことである。

事例2

三歳の子どもが情緒不安定であるとの相談を受けた。確かに母親と話をしているあいだ情緒不安定な様子は垣間見られたものの、実は、母親が情緒不安定によることの影響と想像された。子どもの相談というより、母親の置かれている状況を改善することが先決であると考えられた。ここでも父親の影が見えなかった。

事例3

この例は、子どもとは直接関係ないが、六〇歳を過ぎて夫の赴任に帯同した妻のケースである。英語はもとより現地語はできず、その結果、買い物を含め外へ出ることができない。また、現地人の使用人をうまく使いこなせない。夫は仕事に忙しく、メンタルサポーターの役を果たしてくれない。その結果、体重減少、不眠などの訴えがあり、早急な対処が必要と思われた。日本へ帰れば解決するものと考えられる。

事例4

五歳の子どもの予防接種相談であったが、子どもに関しては成長・発達など、何も問題はなかった。母親は、二〇代後半で、体重減少、不眠、食欲不振、手指の震えなどがあり、身体的、精神的に早急に検査治療を受けることを勧めた。身体的問題なら現地で対応可能と考えられるが、精神的問題ならば、日本人医師による診察が望まれた。シンガポールには、日本人心療内科医がいることを話した。

この例では、夫の赴任地は妻子の住む都市から離れたところにあり、月曜から金曜は単身赴任とのことであった。

また、本書に収録された話からもわかるように、身近に日本人医師がいれば、その存在は小さくない。このような問題は、たとえ精神科医、心療内科医でなくとも、辛抱強く話を聞いてくれる相手がいれば解決するものでもある。多くの日本人医師は、最初こそその対応に戸惑いながらも、〝良き相談相手〟としての役割を十二分に果たしているようである。しかしながら、外務省医務官、日本人医師にしても、外国での、しかも比較的狭い日本人社会といった状況下では、重大な病気、特に精神的な問題に関しては、その対応に苦慮するところである。

日本人医師の派遣の意味というのは、ひとつには言葉の問題の解決であることはわかってもらえた思う。もうひとつ考えられるのは、医療制度が異なる外国にあっても、できるだけ日本に近いシステムで、日本と同様なレベルの治療を受けられるようにするというものである。

本書で取り上げたイギリスの国営医療サービス（ＮＨＳ）やフランスの医療保険は、国民皆保険（公的保険が基本）という点では日本のものにきわめて近いが、その中身、すなわち医療サービスの質や費用、平等性を比較するとかなり劣ると言わざるを得ない。日本と同じサービスを求めるなら、私費診療を行っている施設あるいは自由診療を行っている専門医を受診しなければならず、その際日本人医師が間に入ることで患者に必要とされる医療がスムースに提供される。また、医療そのもののレベルが劣るインドネシアやフィリピン、中国などの途上国の場合には、少数ではあるが先進国並みの医療水準を持つ施設や医師のもとへ患者を送り込むシステムが必要になる。いずれの場合も、的確な判断のもと、現地の医師と患者の橋渡し役（コーディネーター）となる日本人医師の果たす役割は大きい。こういう点において、途上国における外務省医務官の果たす役割は大きい。

実際、医務官は途上国で行われる検査、治療の監視役となり、重症事例では現地で任せられるか、先進国へ移送してもらうかの判断を行う場合もある。また、現地で診療を行っている医師にしても、あくまでその範囲は外来診療程度であり、入院・手術を要するときには、現地のしかるべき医療機関を選んだり、外国への移送のアレンジをするということになる。

日本から医療サポートする企業の産業医

社員の海外派遣にあたり、赴任の可否を客観的に判定するのが「産業医」と呼ばれる医師である。産業医は、一般に従業員が五〇名以上の企業内で社員の健康管理のために働く。

本書で取り上げたM社、すなわち松下電器産業株式会社（以下、松下）を例にすれば、松下は世界各地に二〇〇〇人以上の社員を派遣しており、海外赴任に際しては、赴任前、中、後を通じて、しっかりした医療体制が築かれている。

松下では、赴任前には産業医によって健康診断、予防接種、健康教育、赴任地の医療事情、赴任地への持参薬の準備等がきっちりとなされ、赴任中は電話、ＦＡＸ、Ｅ－メール等による健康相談、巡回健康相談、持参薬品の補給などが行われている。赴任後は、帰国後の健康診断により、海外で罹患した病気のチェックなどが行われている。

労働安全衛生法によれば、六ヶ月以上海外赴任する労働者には、赴任前の健康診断が義務づけられている。赴任地で重大な病気が発症した場合、本人はもとより、関係者に多大な迷惑をかけるからである。赴任前の生活習慣病の予防教育、さらには自己（健康）管理の徹底は、産業医が最も力を入れているものの一つである。

生活習慣病といわれる高血圧、高脂血症、肥満、糖尿病、痛風などがある場合には、まずは、生活習慣（食習慣、運動習慣、飲酒、喫煙など）を正すことを心がける。薬物療法が必要な場合は、現地で通用する形式の紹介状（英語または現地語、日本人医師がいる場合は日本語で問題ない）を持参し、現地で治療を続けるようにする。その際、最低でも、病名、薬物名（商品名、一般名）、服薬量、最近の検査データなどを、紹介状には記載してもらうことが必要となる。

また、最近では、感染症の予防のため、赴任前に予防接種を行う人たちがかなり増えているが、接種方法、接種回数、必要とする予防接種の違いに、特に小児においては戸惑うケースも少なくない。現地の方法と日本の方法をミックスさせ、予防接種に神経質な日本人に説明し、接種するなど対応の仕方に工夫がいるように感じた。

まず大切なことは、可能なかぎり、小児、成人ともに、出発前に予防接種を受けることであり、日本では接種できない腸チフス、髄膜炎菌髄膜炎、ダニ脳炎などは、現地の安全な医療機関か、近隣の先進国で受けられるようにしたい。

病気だけでなく、事件や事故への対応も産業医の役割である。そうした場合、産業医はすぐに現場へ赴き、患者家族の意向をもとに病院と折衝し、会社としてどんな支援ができるのかを本社の担当者と相談して、患者家族、病院に伝えるなど、折衝役、調整役を担う。その様子は本書の「ノクスビルの不幸」にあるとおりである。医療制度、事情の違う外国では、このような外国の医療に精通した産業医の存在は、非常に大きいものとなる。しかし、実際にはそのような産業医は数少ない。

今後、在留邦人への医療が目指すところ

日本人医師が海外で日本人の診療を行うには、いろいろと難しい面が多い。

現実的には、先進国では、患者である私たち日本人が、英語を理解するように努めるべきであろうし、また途上国では、日本が何らかの形で、現地人医師を日本へ留学させ、日本語を含めた日本の医療を教育すると良いのではないだろうか。

現在、慈恵会医科大学とロンドン日本クラブ診療所、慶應義塾大学と米国のノースウェスタン医科大学などでは、日本人医師が在留邦人の診療にあたっている。また、東京海上は、ニューヨーク、ロスアンゼルスに専属提携契約をした病院があり、日本人医師はいないが、日本語通訳を介した日本人向けの医療サービスを提供している。

中東の産油国では、外国人医師を比較的容易に受け入れるため、ドイツ、アメリカの先進国やエジプト、レバノンなどの途上国の医師が現地の医療に貢献している。言語、宗教の問題があり、なかなかむずかしいようではあるが、日本人医師への期待もある。

このような点を考えると、海外邦人医療基金によるシンガポール、マニラ、ジャカルタ、大連への日本人医師の派遣に加え、労働者健康福祉機構の海外労災友好提携病院のあるクアラルンプール、チェンマイ、ニューデリー、コロンボ、カラチ、イスラマバード、カイロ、イスタンブル、ナイロビなどへ、日本人医師が派遣されることが望まれる。

＊俗に言うノイローゼであり、環境的要因と、各個人の性格的要因によって起こり、器質的な病気のない軽い精神障害で、心因反応に属している。海外生活などの困難な状況からの逃避や無意識に自分を守ろうとする防衛反応だと考えられる。

＊＊環境的要因と、各個人の性格的要因によって起こり、ストレスの過剰や過労からうつ状態に陥る。気分の落ち込み、意欲の低下から物事を悲観的に考えたり、時には自殺を企てることもある。それに加え、睡眠障害、食欲不振、下痢、めまいなどの身体症状も伴う。

環境的要因…外国での言葉、気候、生活習慣、宗教・文化の違いのこと。

執筆者略歴

溝尾　朗（みぞお・あきら）
1963年東京都生まれ。1988年、千葉大学医学部卒業後、都立府中病院、安房医師会病院、住友化学千葉工場産業医、シンガポール日本人会診療所を経て、現在東京厚生年金病院内科医長。日本旅行医学会理事、日本プライマリケア学会認定指導医。
著書に『安全・安心の基礎知識』（分担執筆、ダイヤモンド社）、『大安心　健康の医学大事典』（分担執筆、講談社）など。

須田秀利（すだ・ひでとし）
1954年長野県生まれ。1983年秋田大医学部卒業。1983～1997年岩手医大小児科藤原教授に師事。1987年12月より盛岡赤十字病院小児科、周産期センター。1997年4月～2001年3月、海外邦人医療基金マニラ日本人会診療所に勤務。帰国後、上尾中央病院小児科、蓮田一心会病院小児科を経て、2004年4月より須田小児内科クリニック院長。

西平守樹（にしひら・もりき）
1953年沖縄県生まれ。1980年、新潟大学医学部卒業。1981年南部徳洲会病院に入局し、救急医療を志す。1990年中部徳洲会病院勤務ののち、1993年海外邦人医療基金の派遣でインドネシア日本人診療所に勤務。帰国後は南部徳洲会病院（1997年）、大浜病院（1999年）を経て、2001年6月西平医院開院。沖縄インドネシア友好協会会長。
著書に『インドネシア医療関連情報録、インドネシアに暮らす』（共著）、『診療手帳より』（共著）など。

渡辺浩司（わたなべ・こうじ）
1963年愛知県生まれ。1991年名古屋大学医学部卒業。茅ヶ崎徳州会病院、舞鶴市民病院、蒲刈町立国保診療所、大連市中心医院日本人医療相談室を経て、現在は徳洲会伊良部島診療所副院長。

木戸友幸（きど・ともゆき）
1951年大阪府生まれ。1977年、大阪医科大学卒業。1980年、ニューヨーク州立大学家庭医療学科にてレジデント研修。1983年、国立大阪病院総合内科医員。1995年パリ・アメリカン病院にて開業。1997年より木戸医院副院長をつとめる。京都大学医学部非常勤講師、大阪医大臨床教育教授。日本プライマリケア学会常務理事。
著書に『メディカル・インタビュー・マニュアル』（共著、インターメディカ）、『プライマリ・ケア医の一日』（共著、南山堂）など。

坪井良眞（つぼい・よしまさ）
1952年群馬県生まれ。東京慈恵会医科大学卒業後、同大附属第三病院内科入局。1992年同大講師。1993年から96年、ロンドン日本クラブ診療所派遣。1997年より出版健康保険組合健康管理センター在職、診療部長。
著書に『実践治療薬ガイド』（分担執筆、日本医事新報社）、『ジョスリン　糖尿病マニュアル〔第12版〕』（共訳、廣川書店）、『海外渡航者の健康指導と慢性疾患管理』（分担執筆、プリメド社）など。

阪上晥庸（さかがみ・きよのぶ）
1936年大阪府生まれ。1961年、京都府立医科大学卒業。1962年、同大学第三内科入局。1970年に松下電器健康保険組合に入社、事業所健康管理室勤務。松下健康管理センター所長、松下電器産業㈱本社 健康管理室所長を経て、2002年（財）近畿健康管理センター医療統括本部長。現在は同センター常務理事。
日本産業衛生学会協議員、海外渡航者の健康を考える会顧問、企業エイズ懇話会会員。財団法人海外邦人医療基金顧問。
著書に『海外赴任のための健康・医療ハンドブック』（分担執筆、ジャパン・タイムズ）、『産業医活動マニュアル』（分担執筆、医学書院）、『エイズ対策 ―― 理解と実践のすべて』（分担執筆、東京法規出版）、『家庭医学館』（分担執筆、小学館）など多数。

南里清一郎（なんり・せいいちろう）
1945年佐賀県生まれ。1971年、慶應義塾大学医学部卒業。慶應義塾大学医学部小児科を経て、現在、同大保健管理センター教授。1989年から外務省、ＪＩＣＡ、労働福祉事業団（現・独立行政法人労働者健康福祉機構）の海外在留邦人の巡回健康相談チームに参加。医学博士、日本小児科学会専門医、日本感染症学会専門医、日本医師会認定産業医、ＩＣＤ認定医。
著書に『小児の感染症と化学療法』（共著、南山堂）など。

日本人診療所と海外医療事情

——日本人医師だからできること——

財団法人 **海外邦人医療基金／編**

財団法人 海外邦人医療基金（Japan Overseas Medical Fund）

1984年に外務省、厚生労働省（旧厚生省、労働省）の指導のもと、純民間の財団法人として設立された。同年から労働福祉事業団の委託を受け、海外巡回健康相談事業を展開。また、翌1985年には、シンガポール日本人会診療所を設立し、邦人医師第1号の派遣を行った。1986年マニラ日本人会診療所、90年ジャカルタ日本人医療相談室（現在はジャカルタ・ジャパン・クラブ医療相談室と改称）、97年大連市中心医院日本人医療相談室を開設。海外在留邦人の医療不安解消を目的に、「（海外での）診療所や医療相談室の開設・運営援助」「海外医療情報の収集・提供サービス」「海外在留邦人に対する巡回健康診断の実施」「海外医療従事者の日本研修」「海外巡回健康相談」「（企業・健保組合との健康診断委託契約に基づく）海外委託健康診断の実施」「国内外の医療機関との交流促進」などの事業を行っている。

＊

〒105-0001 東京都港区虎ノ門1－19－9 虎の門TBLビル9階
TEL：03－3593－1001
FAX：03－3502－1229
E-mail：jomf@jomf.or.jp
URL ● http://www.jomf.or.jp/

2004年9月13日　初版第1刷発行

発行所 株式会社 はる書房
〒101-0051 東京都千代田区神田神保町1-44 駿河台ビル
TEL・03－3293－8549　FAX・03－3293－8558
振替・00110－6－33327
組版／エディマン　印刷・製本／中央精版印刷

ISBN4－89984－054－3 C0036